浙江省社科规划课题成果（科普读物类，课题编号：25KPDW04YB）

国医进万家健康教育科普系列

慢性病与生活方式

主编　陈愉炯　贺晓鸣　▬━━━━━━━━━━

全国百佳图书出版单位

中国中医药出版社

·北　京·

图书在版编目（CIP）数据

慢性病与生活方式 / 陈愉炯，贺晓鸣主编. --北京：
中国中医药出版社，2025.6（2025.11 重印）
（国医进万家健康教育科普系列）.
ISBN 978-7-5132-9655-7

Ⅰ. R163

中国国家版本馆 CIP 数据核字第 20252FF896 号

中国中医药出版社出版

北京经济技术开发区科创十三街 31 号院二区 8 号楼
邮政编码　100176
传真　010-64405721
保定市中画美凯印刷有限公司印刷
各地新华书店经销

开本 889×1194　1/16　印张 12　字数 234 千字
2025 年 6 月第 1 版　2025 年 11 月第 2 次印刷
书号　ISBN 978-7-5132-9655-7

定价　56.00 元
网址　www.cptcm.com

服 务 热 线　010-64405510
购 书 热 线　010-89535836
维 权 打 假　010-64405753

微信服务号　zgzyycbs
微商城网址　https://kdt.im/LIdUGr
官 方 微 博　http://e.weibo.com/cptcm
天猫旗舰店网址　https://zgzyycbs.tmall.com

如有印装质量问题请与本社出版部联系（010-64405510）

在这个快节奏、高压力的时代，慢性病已然成为许多人生活中难以回避的问题。高血压、糖尿病、心脑血管疾病乃至重度肥胖等慢性疾病的发病率逐年攀升，给人民健康带来了严重威胁。面对日益增多的慢性病，难道只能选择终身服药吗？还是说，存在更好的解决方案？

慢性病大多属于生活方式病，尤其是与代谢相关的慢性病。中医和西医是两种截然不同的医学体系或者思维模式，它们对病因的认识不同，治疗方法和药物作用机制也有差异。中医相对宏观，注重整体观念和辨证论治，强调个体化治疗；而西医则相对微观，凭借医疗设备和技术，精准定位，对症治疗。在《慢性病与生活方式》中，我们将根据中西医协同的理念，充分发挥中西医各自的优势，取长补短，深入探讨各种慢性病的病因、预防和治疗策略，分享确有实效的慢性病管理案例，介绍如何制订生活方式的改变计划，推广健康生活方式的理念，帮助广大读者在忙碌的现代生活中找到平衡，达到健康生活的状态。

《慢性病与生活方式》旨在引导读者重新审视自己的衣食住行、日常起居，探索并思考慢性病与生活方式之间的内在联系。通过诸多身边案例，我们有理由相信，重塑健康的生活方式，从饮食、睡眠、运动、社交等方面入手，我们不仅能够凭借主动健康技能来预防慢性病，使其缓解，甚至逆转，还能享受更加充实美好的生活，获得人生的幸福真谛。

《慢性病与生活方式》的预期读者群十分广泛，主要包括以下几类。

1. 对自身健康状况有所关注，希望预防慢性疾病的人群。这类读者往往已经意识到健康的重要性，并希望通过阅读本教材来了解更多关于慢性疾病的预防知识，以及如何通过中西医融合来调整生活方式以降低患病风险。

2. 患有慢性疾病的患者及其家属。对于这部分读者来说，他们亟需了解如何有效管理疾病、提高生活质量。本教材将为他们提供实用的中西医融合健康指导，帮助他们更好地应对疾病带来的挑战。

3. 医疗工作者、营养师、健康管理师等专业人士。他们可以从本教材中了解中西医融合的理念、中西医成因的理解与对比，以及中西医融合在慢性病预防治疗中的实践经验，为患者提供更加全面、科学、个性化的健康建议。

4. 追求生活品质、关注身心健康的人。书中倡导的慢生活理念和中西医融合的日常健康管理实践，可以帮助他们在快节奏的生活中找到平衡，提升生活质量和幸福感。

《慢性病与生活方式》不仅是一本关于慢性病管理的教材，更是一本引导我们追求健康生活的行动指南。希望读者能够通过本教材，意识到慢性病并非不可战胜的敌人，我们可以通过改变生活方式实现对慢性病的有效控制。同时，我们也希望读者能够从中汲取积极向上的力量，坦然面对生活中的各种挑战，享受健康、快乐的人生。倘若本教材能为医疗或者健康从业人员提供更多的参考和启示，推动中西医协同在医防融合领域得到更广泛的应用和推广，我们将深感荣幸。

《慢性病与生活方式》编委会

2025 年 6 月

目 录

CONTENTS

中　篇

下　篇

绪　论

随着工业化、城镇化、人口老龄化进程的推进，居民生产生活方式、生态环境和疾病谱持续演变，心脑血管疾病、恶性肿瘤、慢性呼吸系统疾病、糖尿病等非传染性慢性疾病（non-communicable chronic disease，NCD）已成为我国居民的主要死亡原因，构成对居民生命与健康的较大威胁，成为影响国家经济社会发展的重大公共卫生问题。全球每年因慢性病导致的死亡人数约 4100 万人，占全球死亡总数的 71%。我国居民因慢性病导致的死亡人数占总死亡人数的 88.5%，其中因心脑血管疾病、癌症、慢性呼吸系统疾病导致的死亡比例为 80.7%，导致的疾病负担占疾病总负担的 70% 以上，并且呈现年轻化趋势。

我国将慢性病管理纳入国家基本公共卫生服务项目，深入推进全民健康生活方式行动、健康素养促进行动等重大项目。《健康中国行动（2019—2030 年）》把慢性病防控作为重要内容，明确要求开展合理膳食行动、全民健身行动、控烟行动和心理健康促进行动等生活方式行动，开展心脑血管疾病防治行动、慢性呼吸系统疾病防治行动和糖尿病防治行动等重大慢性病防治行动及健康环境促进行动。

生活方式的管理通过倡导、赋权、协调、教育和行为干预，制定和实施有益于慢性病防治和全民健康的政策，营造有益于健康的环境，提高人们的健康意识和自我保健能力，改变不健康的行为和生活方式，提供覆盖全生命周期的、以预防为导向的整体健康服务，是预防慢性病最基本的策略。

一、慢性病的定义

慢性病是起病隐匿、病程长、病因复杂且病情迁延不愈的一类疾病，是相对于传染性疾病和急性疾病而提出的一组疾病的总称。慢性病一旦发病往往已经发生器官不可逆的损害，不能自愈，也很难治愈。慢性病主要包括心脑血管疾病、癌症、慢性呼吸系统疾病、糖尿病、口腔疾病，以及内分泌、肾脏、骨骼、神经系统疾病等。其中，对全球居民健康有重大影响的慢性病为心脑血管疾病（如心脏病及脑卒中）、癌症、慢性呼吸系统疾病（如慢性阻塞性肺疾病和哮喘）及糖尿病。

二、慢性病的特点

1. 发病隐匿，潜伏期长　慢性病进展缓慢，不能自愈，即使通过治疗也很难痊愈。慢性病是致病因子长期作用、器官损伤逐步积累而成的。如 2 型糖尿病，病情被发现时，病程往往已达 5 ～ 10 年；临床上出现心绞痛或心电图显示心肌缺血的改变，表明管腔狭窄 51% ～ 76%，甚至更高，这些变化需要 10 ～ 20 年之久。慢性病起始症状往往比较轻微，容易被忽视，大部分患者在急性发作期或者症状较为严重时才被确诊。

2. 常见、多发　近几十年来，慢性病在全世界广泛流行，患者数一般随年龄增长而增多，增长速度逐渐加快，已成为成年人，特别是中老年人主要的常见病和多发病，且发病呈现年轻化趋势。

3. 病因复杂，多因素致病，一果多因　慢性病的发生与人类生物学因素、环境因素、心理、行为与生活方式因素和卫生服务因素等密切相关。如膳食不平衡、身体活动不足、吸烟、过量饮酒、熬夜等行为危险因素，以及由此导致的肥胖、血压升高、高血糖和血脂异常等，都是冠心病、脑卒中等心脑血管疾病、糖尿病、某些癌症等慢性病的共同危险因素。其中，心理、行为与生活方式因素是最重要的可改变因素。当前，吸烟、饮酒、不合理膳食、身体活动不足、熬夜等不健康生活方式在我国居民中普遍存在，是最重要的可改变因素。

4. 一因多果，相互关联　一种致病因素可以与多种慢性病相关，一种慢性病也会导致另一种慢性病的发生。如吸烟可同时引起心血管疾病、癌症和慢性呼吸系统疾病；高血压同时是冠心病、脑卒中的致病因素。一种慢性病得不到有效控制，往往会发展出多种慢性病，如糖尿病得不到控制，一定时间后会出现心脑血管疾病等多种并发症。

三、慢性病的分类

根据《国际疾病系统分类》（ICD-10）标准分类，常见的慢性病可归纳为以下七大类。

1. 精神和行为障碍　包括阿尔茨海默病、精神分裂症、神经衰弱、神经症（焦虑症、强迫症、抑郁症）等。

2. 呼吸系统疾病　包括慢性支气管炎、肺气肿、慢性阻塞性肺疾病。

3. 循环系统疾病　包括高血压、动脉粥样硬化、冠心病、心肌梗死、心律失常、肺心病、脑血管病等。

4. 消化系统疾病 包括慢性胃炎、出血性胃炎、消化性溃疡、胰腺炎、胆石症、胆囊炎、酒精性肝硬化、脂肪肝等。

5. 内分泌、营养代谢疾病 血脂异常、糖尿病、痛风、肥胖、营养缺乏、维生素及微量元素缺乏等。

6. 肌肉骨骼系统和结缔组织疾病 包括骨关节病、骨质疏松症等。

7. 恶性肿瘤 包括肺癌、肝癌、胃癌、食管癌、结肠癌、乳腺癌、胰腺癌、子宫癌、前列腺癌、舌癌、白血病等。

四、慢性病流行状况和特征

慢性病已成为全球各国面临的一个主要公共卫生问题。2018 年世界卫生组织（World Health Organization，WHO）公布的数据显示，慢性病每年导致全球 4100 万人死亡，相当于全球总死亡人数的 71.0%，每 2 秒就有 1 名 30 ~ 70 岁的人因慢性病而"过早"死亡。这些"过早"死亡案例，有 85% 发生在低收入和中等收入国家。其中，以心脑血管疾病引起的慢性病死亡人数最多，每年造成 1790 万人死亡；其次是癌症（900 万人）、呼吸系统疾病（390 万人）及糖尿病（160 万人），这 4 类疾病占所有慢性病死亡人数的 80.0%。慢性病已经成为 21 世纪人类健康和社会经济发展最主要的挑战之一，在中低收入国家尤为严重。

改革开放以来，我国居民人均预期寿命不断延长，人口老龄化、城镇化、工业化进程加快，行为危险因素普遍流行，慢性病"发展迅速、形势严峻"，已成为居民的主要死亡原因和疾病负担。慢性病病因复杂、病程长，常需长期甚至终身治疗，对人群健康影响显著，社会负担明显增加，给经济社会的发展带来严重影响。

五、生活方式对慢性病的影响

慢性病的发病率不断上升，主要原因之一是不良生活方式的普遍存在。不健康的饮食习惯、缺乏运动、吸烟、过量饮酒、长期心理压力和睡眠不足等因素，都是导致慢性病的重要原因。例如，在饮食方面，我国居民不健康的生活方式仍然普遍存在，主要表现在膳食脂肪供能比持续上升，2019 年农村首次突破 30% 的推荐上限。家庭人均每日烹调用盐和用油量仍远高于推荐值，同时，居民在外就餐比例不断上升，食堂、餐馆及加工食品中的油、盐含量引起大众关注。儿童青少年经常饮用含糖饮料的问题凸显，15 岁以上人群吸烟率、成年人 30 天内饮酒率超过 25%、身体活动不足等问题也普遍存在。这些不良习惯不仅直接影响个体的生理机能，还通过多种途径增加了患心血管疾病、糖尿病、癌症等慢性病的风险。例如，高盐、高糖、高脂肪的饮食习惯会导致肥胖和代谢紊乱，缺乏运动会降低身体的代谢率和免疫力，吸烟和过量饮酒则会直接损害重要器官的功能，增加患癌症和心血管疾病的风险。

但越来越多的证据表明，通过积极的生活方式改变，许多慢性病患者可以显著改善健康状况。采取健康的饮食、定期进行体育活动、戒烟、限酒、有效管理压力及保证充足的睡眠等措施，不仅可以减缓慢性病的进展，还能在某些情况下实现病情的逆转。这一新兴观点为患者提供了更为乐观的治疗前景，并强调了生活方式在慢性病管理中的重要作用。

上 篇

常见慢性病

第一章　糖尿病

糖尿病作为一种复杂的慢性代谢性疾病，其防治需要多学科协作和个体化的综合管理。中西医结合在糖尿病的诊疗中展现出独特优势：西医通过精准的血糖监测、药物干预和并发症防治提供科学支持，而中医则从整体调节出发，强调辨证论治、体质调理及"治未病"理念，尤其在改善症状、延缓并发症方面具有显著价值。坚持健康的生活方式，包括合理膳食、规律运动、心理调适，并积极参与自我管理教育，定期监测血糖及相关指标。未来，随着医学研究的深入，糖尿病管理将更加注重个性化、精准化和多靶点干预，最终实现提高生存质量、延长健康寿命的目标。

一、概述

糖尿病是一组由多病因引起的以慢性高血糖为特征的代谢性疾病，是由胰岛素分泌和（或）利用缺陷所引起。长期碳水化合物及脂肪、蛋白质、水和电解质代谢紊乱可引起多系统损害，导致眼、肾、神经、心脏、血管等组织器官慢性进行性病变、功能减退及衰竭。病情严重或应激时可发生严重代谢紊乱，如糖尿病酮症酸中毒、高渗高血糖综合征。近 30 年来，我国糖尿病患病率显著增加，我国目前 18 岁及以上人群糖尿病患病率约为 11.2%。在世界范围内，糖尿病患病率、发病率也在急剧上升，预计到 2040 年，全球糖尿病患病总人数将达到 6.42 亿。

西医学的糖尿病，属于中医学"消渴病"的范畴，是热伤气阴所致的以多饮、多食、多尿或尿有甜味、乏力或体重减轻为典型表现的病症。消渴病日久，阴损及阳，久病入络，终致阴阳俱虚，痰、热、郁、瘀阻于络脉，变生百病，如疖痈、中风、胸痹、关格、视瞻昏渺、坏疽等。中医学对糖尿病的认识很早，历代医家对病因、病机及治疗的认识也较为深刻。消渴病名，首见于《素问·奇病论》，根据病机及症状的不同，书中还有消瘅、膈消、肺消、消中等名称的记载。根据《黄帝内经》的记载，当时的医家认为体质因素、饮食失节、情志失调等均可化热导致消渴病，而胃热是消渴病发生发展过程中的重要病机。汉代张仲景在《金匮要略》中设立专篇对消渴病的病因、症状和治疗进行讨论，并最早提出治法方药。晋代陈延之《小品方》明确提出消渴病尿甜，提示当时的医家对疾病的病理表现有了更深入的观察。到了唐代，孙思邈《备急千金要方》、王焘《外台秘要》收载了大量治疗消渴病的方剂，提示在当时糖尿病的发病并不罕见，且已积累了丰富的治疗经验。《备急千金要方》尤其指出了消渴病日常调护的禁忌："其所慎者有三，一饮酒，二房事，三咸食及面。"《外台秘要》更引用隋代医家甄立言的《古今录验方》，云："消渴，病有三：一渴而饮水多，小便数，无脂似麸片甜者，此皆消渴病也；二吃食多，不甚渴，小便少，似有油而数者，此是消中病也；三渴饮水不能多，但腿肿，脚先瘦小，数小便者，阴痿弱，此肾消病也。"这些论述有助于认识消渴病的临床症状。对于糖尿病的并发症，古代医家也早已有所认识。《诸病源候论·消渴候》指出消渴"其病变多发痈疽"。宋代朱瑞章《卫生家宝》则首先指出消渴病可引起肢端"脱痈"。金元时期，刘完素《宣明论方·消渴总论》指出消渴病"可变为雀目或内障"。张子和《儒门事亲》记载"夫消渴者，多变聋盲、疮癣、痤痱之类""或蒸热虚汗，肺痿劳嗽"，提示古代医家已关注糖尿病合并各类感染、足病、眼病、皮肤病的情况。

二、致病因素

（一）西医病因和发病机制

1. 1型糖尿病（T1DM）　T1DM 的发病机制是胰岛 β 细胞数量显著减少乃至消失所导致的胰岛素缺乏。

（1）遗传因素　遗传因素在 T1DM 发病中起重要作用，人类白细胞抗原（HLA）基因内的突变，占 T1DM 遗传风险权重的 50%。

（2）环境因素　环境因素包括病毒感染、化学毒物和饮食因素。已知与 T1DM 发病有关的病毒包括风疹病毒、流行性腮腺炎病毒、柯萨奇病毒、巨细胞病毒等，病毒感染可损伤胰岛 β 细胞。有毒性的化学物质或药物亦可破坏胰岛 β 细胞。

（3）自身免疫　90% 的 T1DM 患者的血液中可查出多种自身免疫抗体，如谷氨酸脱羧酶抗体（GADA）、胰岛细胞抗体（ICA）等，这些抗体会破坏人体的胰岛 β 细胞，造成胰岛素缺乏。

2. 2型糖尿病（T2DM）　T2DM 的发病机制是胰岛素调控葡萄糖代谢能力的下降（胰岛素抵抗）伴胰岛 β 细胞功能缺陷所导致的胰岛素分泌减少（相对减少）。

（1）遗传因素与环境因素　遗传因素与环境因素在 T2DM 发病中均占有重要地位，但起病和病情进程则受环境因素的影响而变异甚大。环境因素包括年龄增长、生活方式等，长期摄入高糖、高脂饮食、缺乏运动，容易导致 T2DM 的发生。

（2）胰岛素抵抗和 β 细胞功能缺陷　胰岛素抵抗指肝脏、肌肉、脂肪组织等对胰岛素不敏感，而胰岛素抵抗无法代偿即会出现 β 细胞功能缺陷。

（3）胰岛α细胞功能异常和胰高血糖素样肽 -1（GLP-1）分泌缺陷　胰岛α细胞功能出现异常，从而导致胰高血糖素分泌增多，血糖升高。GLP-1 分泌缺陷在 T2DM 的发病中也起重要作用。

（4）肠道　T2DM 患者的肠道菌群可能通过改变患者的营养及能量的吸收利用等机制参与 T2DM 的发生发展。

（二）中医病因和病机

消渴病的发生发展往往是由体质因素及饮食失节、情志失调、年老体虚、劳逸失度、外邪、药石等引起。其中，体质因素是其发病的内在基础。

1. 体质因素　先天禀赋不足、后天失养、体质偏颇是引起消渴病的重要内在因素。《灵枢·五变》曾指出"五脏皆柔弱者，善病消瘅"，对体质在疾病发生发展过程中的作用有系统论述。阳明胃热、少阴肾阴虚、厥阴肝虚火旺等体质，都容易发生消渴病。小儿发病则与先天禀赋不足、五脏柔弱有关。

2. 饮食失节　长期过食肥甘醇酒、辛辣香燥、煎炸烧烤，可内生湿热、痰火，或有胃肠结热，诸热伤阴耗气，则可发为消渴病。正如《素问·奇病论》所谓："此肥美之所发也，此人必数食甘美而多肥也。肥者令人内热，甘者令人中满，故其气上溢，转为消渴。"

3. 情志失调　长期过度的精神刺激，如郁怒伤肝，肝气郁结，郁久化火，郁热伤阴耗气，或劳心竭虑，营谋强思等，阳气过用，五志化火，火热内燔，消灼阴津，可发为消渴病。《临证指南医案·三消》所谓"心境愁郁，内火自燃，乃消症大病"即此。

4. 年老劳倦　高年体虚，脏腑功能俱已衰减，劳逸失度，或劳心太过，暗耗阴血；或房劳伤肾，阴精亏耗；食伤脾胃或久坐多卧，导致痰湿阻滞，或气血瘀滞，化热伤阴，《黄帝内经》曰："年四十，而阴气自半，起居衰矣"，若失于调摄，"火因水竭而益烈，水因火烈而益干"，可发为消渴。

5. 外感邪毒　外感温热毒邪，可直接伤阴，成为消渴病发病的基础。《灵枢·五变》就曾论及"百病皆生于风"，宋代朱瑞章《卫生家宝》也曾指出消渴病为"风毒气"所伤。

6. 药石所伤　药石燥烈，可伤阴劫液，亦可为消渴病。《素问·腹中论》就有论及。事实上，古代的"五石散"、壮阳药和现代的类固醇激素等长期服用均可能引起消渴病。

总的来说，消渴病的发生发展存在特定的病程规律，内热是关键因素，热伤气阴的病机贯穿始终，现代中医药研究显示，内热证与糖脂代谢及胰岛功能水平密切相关；至消渴病后期，血瘀（微循环障碍）亦成为病情进展的关键病机。内热形式多样，包括湿热、痰火及心火、肺热、胃火、肝火等，热为阳邪，容易伤阴耗气，出现口渴、咽干、便干等症状；内热为壮火，"壮火食气"，气随津脱，从而出现乏力、神疲、体倦等症状。消渴病日久，气阴两虚不断加重，久则阴损及阳，阴阳两虚，此时易受外邪或内生邪毒，可继发疮疡、痨瘵、热淋诸疾；五脏俱虚，气血凝涩，络脉瘀结，变生百病；若心之络脉瘀结，即为心悸怔忡、胸痹、真心痛；若脑之络脉瘀结，即为中风、眩晕、痴呆；若肾之络脉瘀结，即为水肿、鼓胀、关格、呕逆；若目之络脉瘀结，即为视瞻昏渺、内障眼病；若肢体络脉瘀结，即为血痹、痿厥，或生脱疽之变。

三、主要临床表现

糖尿病的临床表现可归纳为两方面：糖、脂肪及蛋白质代谢紊乱综合征；器官并发症及伴发病的功能障碍表现。

（一）糖尿病典型症状

"三多一少"，即多饮、多尿、多食及体重下降。糖尿病可以伴随其他非典型症状，如疲乏无力、伤口愈合不良、久病不愈、眼部不适、视力下降、白内障、外阴瘙痒、龟头炎，常出现低血糖、下肢麻木或疼痛、皮肤改变等。具体表现如下。

1. 频繁排尿，多尿　由于血糖过高，超过肾糖阈，经肾小球滤出的葡萄糖增加，形成渗透性利尿。血糖越高，尿糖排出越多，尿量越大，次数增加。但老年人和有肾病者，肾糖阈增高，尿糖排出障碍，在血糖轻、中度增高时，多尿可能不明显。因此，糖尿病患者早期应注意排尿频繁、多尿的症状，尤其是在夜间。

2. 经常口渴，多饮　高血糖使得血浆渗透压明显增高，加之多尿，水分丢失过多，发生细胞内脱水，加重高血糖，使得血液浓缩，导致口渴而多饮，多饮进一步加重多尿。

3. 总是感到饥饿，多食　由于胰岛素缺乏或抵抗，组织利用葡萄糖的能力下降，使得组织细胞实际处于"饥饿状态"，从而刺激摄食中枢引起饥饿、多食。另外，由于大量葡萄糖从尿中排出，人体能量缺乏亦引起食欲增加。

4. 感到疲乏　糖尿病患者不能充分利用葡萄糖，同时缺水、电解质和蛋白质代谢紊乱等，因而会出现全身乏力、精神萎靡。

5. 视力下降　血液中过量的糖会损害眼睛中的细小血管，这会导致视物模糊。这种模糊的视觉可能发生在一只或两只眼睛。如果糖尿病患者不进行治疗，这些血管损伤会变得更严重，最终可能出现永久性视力丧失。不少糖尿病患者在早期就诊时，主诉视力下降或视物模糊，这可能是高血糖导致晶状体渗透压改变，引起晶状体屈光度变化所致。早期一般多属功能性改变，一旦血糖控制良好，视力恢复也较快。

6. 伤口愈合缓慢 血液中高含量的糖会损害神经和血管，影响血液循环。因此，即使是小的伤口，愈合也需要数周或数月。伤口愈合缓慢也会增加感染风险。

7. 手或脚刺痛、麻木 高血糖会影响血液循环，损害身体神经，引起神经病变。糖尿病患者往往会出现手足疼痛或麻木感。如果糖尿病患者得不到及时治疗，症状会随着时间推移而恶化，并导致更严重的并发症。

8. 黑棘皮病 临床特点为皮肤皱褶部位呈天鹅绒样色素沉着，少数见于伸侧。多数与肥胖、胰岛素抵抗和高胰岛素血症相关。

9. 皮肤瘙痒与真菌感染 有些糖尿病患者早期会出现皮肤瘙痒症状，尤其多见于女性外阴。或可并发真菌感染，此时瘙痒更严重。

（二）T1DM 的临床表现

常具有以下临床表现：年龄通常小于 30 岁；"三多一少"症状明显；常以酮症或酮症酸中毒起病；非肥胖体型等。暴发性 1 型糖尿病是急性起病的 T1DM，东亚人多见，主要临床特征包括起病急、高血糖症状出现的时间非常短（通常不到 1 周）、诊断时几乎没有胰岛功能、诊断时存在酮症酸中毒、大多数胰岛相关自身抗体阴性、血清胰酶水平升高、疾病发作前有流感样症状和胃肠道症状。

四、诊断标准

典型糖尿病症状（烦渴多饮、多尿、多食、不明原因体重下降）加上随机静脉血浆葡萄糖 ≥ 11.1mmol/L；或空腹静脉血浆葡萄糖 ≥ 7.0mmol/L；或葡萄糖负荷后 2 小时静脉血浆葡萄糖 ≥ 11.1mmol/L。无糖尿病典型症状者，需改日复查确认。2011 年，WHO 建议在条件具备的国家和地区采用糖化血红蛋白（HbA1c）≥ 6.5% 作为糖尿病的诊断切点。国内采用标准化检测方法且有严格质量控制的实验室检测的 HbA1c 也可以作为糖尿病的诊断指标。但是，镰状细胞病、葡萄糖 -6- 磷酸脱氢酶缺乏症、血液透析、近期失血或输血，以及促红细胞生成素治疗等情况下，只能根据静脉血浆葡萄糖水平诊断糖尿病，而不能采用 HbA1c 作为诊断标准。2024 年国际糖尿病联合会（IDF）正式提出餐后 1 小时血糖（1-h PG）用于高血糖诊断的新标准：1-h PG ≥ 8.6mmol/L，用于中度高血糖（IH）的诊断，应进行生活方式干预，并鼓励参与糖尿病预防计划；1–h PG ≥ 11.6mmol/L，用于 T2DM 的诊断，应复查以确认诊断，之后转诊给予进一步的评估和治疗。

如临床上出现多饮、多食、多尿、尿甜、乏力、消瘦的典型表现，或临床症状不典型，但西医理化检查结果明确提示血糖升高，即可诊断为中医学"消渴病"。疾病确诊后，需进行分型辨证（证候诊断）。古今医家针对消渴病总结出多种辨证方法，包括三消辨证、三型辨证（阴虚燥热、气阴两虚、阴阳两虚）、分类辨证（脾瘅、消渴、消瘅）、分期辨证（糖尿病前期、糖尿病发病期、糖尿病并发症期）等。目前，结合现代医学对糖尿病的认识和大量证候学研究，较为通用的是对病分期分型辨证论治的方法，将消渴病分为早、中、晚三期，根据不同阶段的核心病机进行诊治。早期常见热证、实证，如肺胃热盛证、肝经郁热证、痰热互结证、胃肠结热证、湿热内蕴证等，可见口干多饮、多食易饥、性急易怒、小便频数、大便秘结或黏腻不爽等；中期多见虚实夹杂证，可见热盛伤津证、气阴两虚证、阴虚阳亢证等，常见乏力、气短、咽干口燥、消瘦等；进入晚期，多为本虚标实、邪盛正衰之象，常见气阴两伤证、气血亏虚证、肝肾阴虚证、阴阳两虚证，并常兼夹气滞、血瘀、痰浊、水饮、浊毒、动风等邪实证，症见乏力神疲，胸闷胸痛，腰膝酸软，眩晕耳鸣，遗精阳痿，畏寒肢冷，夜尿频多，尿浑浊如膏脂，下肢浮肿，视物模糊，呕吐尿闭，肢体麻木疼痛，中风、偏瘫等。

五、鉴别诊断

（一）T1DM 与 T2DM 的鉴别

1. T1DM 的特点

（1）年龄通常小于 30 岁。

（2）"三多一少"症状明显。

（3）常以酮症或酮症酸中毒起病。

（4）非肥胖体型。

（5）空腹或餐后血清 C 肽浓度明显降低。

（6）出现胰岛自身免疫标志物，GADA、ICA、胰岛细胞抗原 2 抗体（IA–2A）、锌转运体 8 抗体（ZnT8A）等。

2. T2DM 的患病危险因素

（1）年龄。T2DM 常见于中老年人。

（2）久坐不动的生活方式。

（3）超重或肥胖。肥胖者发病率高，常伴有高血压、血脂异常、动脉硬化等疾病。

（4）饮食不健康。

（5）糖尿病家族史。

（6）多囊卵巢综合征。

（7）妊娠期糖尿病。

（8）心脏病或卒中病史。

（9）某些种族，如非洲裔美国人、亚裔美国人、夏威夷土著居民或太平洋岛民后裔。

（10）起病隐匿，早期无任何症状，或仅有轻度烦躁、乏力、口渴等症状。血糖增高不明显，需做糖耐量试验才能确诊。血清胰岛素水平早期正常或增高，晚期降低。

（二）单基因糖尿病

单基因糖尿病约占所有糖尿病的 1%～5%，包括新生儿糖尿病（NDM）、青少年发病的成年型糖尿病（MODY）、线粒体糖尿病、自身免疫单基因糖尿病、遗传综合征单基因糖尿病、严重胰岛素抵抗单基因糖尿病及脂肪萎缩单基因糖尿病。

1. 新生儿糖尿病（NDM） 是指 ＜ 6 月龄儿童发生的糖尿病。NDM 的临床特征包括宫内发育迟缓、低体重、发育不全、多尿和严重脱水。根据遗传变异的不同，部分患儿还有出生缺陷、肌力异常和神经系统疾病。

2. 青少年发病的成年型糖尿病（MODY） MODY 典型表现包括发病年轻、非肥胖体型、胰岛自身抗体阴性、非胰岛素依赖和常染色体显性遗传家族史，可与 T1DM 或 T2DM 临床表现相似，依靠基因检测确诊。由于致病基因不同，部分患者还可有新生儿高胰岛素血症史、肾囊肿、胰腺外分泌功能障碍和神经系统疾病等。

3. 线粒体糖尿病 常见临床表现为母系遗传糖尿病伴耳聋（MIDD）。除 MIDD 外，线粒体基因突变也可引起 MELAS 综合征，表现为线粒体脑肌病、高乳酸血症和脑卒中样发作。

4. 遗传综合征单基因糖尿病 在以遗传综合征形式存在的单基因糖尿病中，Wolfram 综合征最常见。它以严重胰岛素缺乏为特征，符合常染色体隐性遗传，伴视神经萎缩、中枢性尿崩症和神经性耳聋，也被称为尿崩症、糖尿病、视神经萎缩和耳聋（DIDMOAD）综合征。

5. 自身免疫单基因糖尿病 与 T1DM 相比，自身免疫单基因糖尿病通常极早发病。以 FOXP3 基因为例，其突变导致免疫失调、多内分泌疾病、肠病、X 连锁

（IPEX）综合征，在新生儿期即表现为糖尿病、蛋白丢失性肠病和严重湿疹。在这些患者中，糖尿病通常是多种自身免疫综合征的一部分，还可累及甲状腺、血液系统等。

6. 严重胰岛素抵抗单基因糖尿病　A型胰岛素抵抗综合征最常见且表现较轻，常在青春期或成年后确诊，多见于女性，表现为不伴肥胖的严重胰岛素抵抗综合征。Donohue综合征是最严重的类型，出生即有特殊面容，有明显的宫内发育迟缓及异常，多在幼年夭折。Rabson-Mendenhall综合征极少见，伴多毛、黑棘皮、特殊面容、皮下脂肪减少、牙齿发育异常、松果体增生、指甲肥厚、生殖器肥大、腹部膨隆，多在儿童期确诊及20岁前死亡。

7. 脂肪萎缩单基因糖尿病　患儿通常在出生早期即出现异常，全身脂肪组织几乎缺如，婴儿期即有血脂代谢异常和明显高胰岛素血症，患者容易夭折，常在青少年时期发生糖尿病，蛋白尿多见。

（三）继发性糖尿病

1. 胰源性糖尿病　任何引起胰腺广泛损伤的疾病均可能导致糖尿病，比较常见的为胰腺炎（含IgG4相关性疾病），另外也包括纤维钙化性胰腺病、胰腺切除、胰腺肿瘤、囊性纤维化、血色病等。

2. 内分泌疾病性糖尿病　多种内分泌激素具有拮抗胰岛素的作用，如生长激素、皮质醇、儿茶酚胺、胰高血糖素、甲状腺激素等。上述激素分泌亢进的疾病，如肢端肥大症、库欣综合征、嗜铬细胞瘤、胰高血糖素瘤、甲状腺功能亢进症等均可导致糖尿病。

3. 药物或化学品相关性糖尿病　多种药物或化学品可通过拮抗胰岛素作用（如糖皮质激素）、直接破坏胰岛β细胞（如链脲霉素）或活化免疫状态诱导自身免疫损伤胰岛β细胞（如免疫检查点抑制剂、α干扰素）等机制导致糖尿病。

4. 感染相关性糖尿病　感染因素中以病毒报道为最多，已知与糖尿病发生相关的病毒有流行性腮腺炎病毒、柯萨奇病毒、风疹病毒、巨细胞病毒、新型冠状病毒等。

5. 罕见免疫介导性糖尿病　罕见免疫介导性糖尿病主要包括两类，即僵人综合征和胰岛素自身抗体或胰岛素受体自身抗体介导的糖尿病。僵人综合征是一种中枢神经系统自身免疫病，其特征为中轴肌肉僵硬伴疼痛性痉挛。患者常伴血清GADA阳性，约1/3可出现糖尿病。胰岛素自身抗体可通过与胰岛素结合，阻断胰岛素与其受体的结合而发挥作用，从而导致高血糖。胰岛素自身抗体的产生，主要与遗传易感背景及使用含巯基类药物（如甲巯咪唑）等有关。胰岛素受体自身抗体常见于系统性红斑狼疮等自身免疫病患者，患者常有黑棘皮、多毛、高雄激素血症、高甘油三酯血症、消瘦等症状。由于其临床表现与胰岛素受体缺陷所致糖尿病相似，因此胰岛素受体自身抗体介导的胰岛素抵抗类型被称为 B 型胰岛素抵抗。

6. 遗传综合征相关性糖尿病　此类遗传综合征包括 Down 综合征、Friedreich 共济失调、Huntington 舞蹈症、Klinefelter 综合征、Laurence-Moon-Beidel 综合征、强直性肌营养不良、卟啉病、Prader-Willi 综合征、Turner 综合征等。

（四）妊娠糖尿病（GDM）

GDM 是指与妊娠状态相关的糖代谢异常，但未达到非孕人群糖尿病诊断标准，与妊娠中后期的生理性胰岛素抵抗相关，占妊娠期高血糖的 75% ～ 90%。GDM 诊断标准：在孕期任何时间行 75g 口服葡萄糖耐量试验（OGTT），5.1mmol/L ≤空腹血糖 < 7.0mmol/L，1 小时血糖 ≥ 10.0mmol/L，8.5mmol/L ≤ 2 小时血糖 < 11.1mmol/L，任一点血糖符合上述标准即可诊断 GDM。值得注意的是，因孕早期空腹血糖随孕周会逐渐下降，此时单纯空腹血糖 > 5.1mmol/L 者暂不诊断为 GDM，需追踪随访确定。

与 GDM 不同，妊娠期显性糖尿病是在孕期发现的，已达到非孕人群的糖尿病诊断标准，其糖代谢紊乱大多不会在妊娠结束后恢复正常。这些患者的糖代谢紊乱多发生在孕前，但未被发现，致使其糖尿病诊断时间在妊娠期。因此，建议将妊娠期显性糖尿病按照非妊娠糖尿病的筛查流程进行分型诊断。

（五）未定型糖尿病

对于诊断为糖尿病 3 年以上的患者，如果还不能确定糖尿病类型，建议进行 C 肽测定，通常在进食后 5 小时内随机测量（同时测定葡萄糖）。持续 C 肽 > 600pmol/L（非禁食）强烈提示 T2DM，C 肽在该范围内的患者通常能够用其他降糖药物治疗。相比之下，低 C 肽水平或 C 肽缺乏可证实 T1DM 的诊断。

六、日常管理和预防

（一）中医药防治糖尿病

中医学强调辨病、辨证论治。由于糖尿病病程漫长，病情的发生发展和症状表现具有复杂性，故需要对本病进行分期辨证论治。结合每个患者的体质基础，根据慢性病所处的不同阶段，抓住每阶段的核心病机和证候表现，采取相应的治疗措施，往往可以取得较好的临床疗效。总的来说，早期应以清热为基本思路，清热益气养阴最为常用。晚期重视活血化瘀，散结通络。针对本虚证，阴虚津亏，治宜养阴增液；气阴两虚，治宜益气养阴；阴阳俱虚，治宜固本培元、滋阴助阳。针对诸种内热证，分别治以清热润肺、清肝泻火、清热化痰、清热利湿、通腑泄热等法；针对其他兼夹证，治以行气解郁、化痰除湿、温阳利水、泄浊解毒、平肝息风等法，活血化瘀贯穿始终。

近年来中医药治疗糖尿病的循证研究产生了很多新证据，如糖尿病前期气阴两虚证，在对患者生活方式进行干预和应用二甲双胍等降糖药物的基础上，可联合口服天芪降糖胶囊、津力达颗粒等；T2DM 早中期，肠道湿热证可口服葛根芩连汤；肝胃郁热证可口服大柴胡汤加减，后期如合并视网膜病变，证属气阴两虚、目络瘀阻，可口服芪明颗粒；糖尿病周围神经病变气虚络阻证，可口服木丹颗粒，配合针刺、熏洗等治疗以改善症状；黄葵胶囊联合常规治疗可降低糖尿病肾病患者的蛋白尿和血肌酐；渴络欣胶囊对早期糖尿病肾病（气阴两虚兼血瘀证）可改善临床症状及肾脏功能、降低尿微量白蛋白。

中医"治未病""因人、因地、因时制宜"的思想和许多养生理念，对于防治糖尿病等慢性病具有重大价值。提倡并推广中西医结合生活方式医学的初衷也在于此。

中医的"治未病"思想非常契合目前慢性病三级预防的理念，强调"未病先防，欲病救萌，既病防变，瘥后防复"。首先，在未病时，需节制饮食，调和五味，不暴饮暴食，避免肥甘厚味、烟酒等；忌甜食，避免过咸、过度辛辣的食物；营养元素搭配合理；调节情志，避免长期思虑过度，及时调节紧张、悲伤、忧虑、惊恐、愤怒等情绪，保持心态平和，如存在精神创伤和心理障碍等问题需积极就医；保持日常作息规律，谨避风寒暑湿等六淫邪气，规律运动，增强体质，避免过度劳累或过度安逸；重视糖尿病教育和中医防病养生教育。另外，在糖尿病前期及早期阶段，需要积极采取治疗措施，"小有不和，即需治疗……若邪气入脏则难可制止"，此时积极治疗可控制疾病的发生发展，改善代谢紊乱状态，甚至实现糖尿病的临床缓解。若已至疾病后期，也应在标准治疗的基础上积极采取中医药干预措施，延缓并发症的发生发展，降低致死致残率，改善临床症状和生活质量。

"因人、因地、因时制宜"则强调个体化、精准化的防病治病。如重视体质因素在发病中的重要性。每个人由于先天遗传和后天环境的不同，其脏腑功能、气血阴阳盛衰在健康的范围内都存在不平衡的情况。这种差异构成了人群的不同体质。如有些人天生精力旺盛、食欲亢进；有些人天生瘦弱，容易疲劳；有些人天生性格急躁，遇事易怒；有些人天生抑郁敏感。不同体质表现出不同的气质、性格和生活方式，也容易患上不同的疾病，如肝火旺的人容易患高血压病，而肝气郁结的人则容易患抑郁症、乳腺增生症；又如同样是糖尿病，肝火旺的人往往视网膜病变更早且重，更容易合并中风，而肾气虚的人则更容易出现肾脏并发症。

1. 辨证施膳　食疗是利用食物的天然特性和营养价值，来调节人体机能，以达到预防疾病、辅助治疗和促进健康的目的。尤其是糖尿病，饮食治疗是非常重要的部分。对于糖尿病前期或轻症的患者，通过饮食及运动往往就可以将血糖控制在正常水平。而对于病情较重的患者，饮食治疗则可以减少降糖药的用量，帮助血糖达标，延缓或预防并发症的发生。个体化饮食方案的制订不仅依据个人的能量需求和营养配比，还应重视季节、病情、体质等因素。如重视四季调养，春季重视疏肝升阳，夏季重视清热消暑，秋季重视滋阴润燥，冬季重视温阳固本。又如阴虚患者需避免燥烈食物，如韭菜、桂皮、辣椒等；阳虚患者需避免阴寒食物，如冷饮、螃蟹、西瓜等。脾虚者以清淡、易消化食物为宜，不必一味追求粗粮；胃热者则需多食通降之品，如苦瓜、苦苣、海带、绿豆、芹菜等。

2. 辨证施动　运动能够调和气血，鼓舞阳气，疏通经络，强健筋骨。根据病情和目前的体力状态、所处的地区和气候特点等，科学地选择跑步、快走、球类、跳舞、瑜伽等运动方式或传统的太极拳、八段锦、五禽戏等导引法，科学地制订锻炼时间和时长，还可针对不同的脏腑虚损，选择相应的导引功法，着重增强相应脏器功能。注重量力而行、循序渐进、练养结合，方可增强体质，促进身心健康。

3. 辨证施教　《千金要方》曰："凡医治病……须使有病者知之为要。"患者教育，不能大而化之，讲笼统的知识，或使用固定的模板。首先，需要根据患者的文化水平和理解能力开展沟通，对文化水平不高者，使用浅显易懂的语言，多举例子；对文化水平较高者，可以增加深入的讲解，使其知其所以然。其次，要帮助患者详细了解自己的家族病史、体质特点、生活习惯，把握疾病的根源和防治的要点，依据患者的兴趣、作息等，为患者制定简单易行的调护方案，提高依从性和效果。注意不要向患者施加过重的心理压力，鼓励患者，使其建立信心、保持乐观、持之以恒。

（二）改善生活方式

健康的生活方式，是干预包括糖尿病在内的多种慢性病的重要手段。国内外多项研究显示，强化生活方式干预可以有效降低糖尿病及并发症的发生风险。在糖尿病患者及糖尿病高危人群中，提倡合理膳食、适量运动、控制体重、限盐、戒烟、限酒、心理平衡的健康生活方式。同时，糖尿病患者及其家属或主要照护者需要持续学习糖尿病和并发症的相关知识，提高对糖尿病的防治意识和居家护理水平。

饮食控制是糖尿病治疗的基石。不管任何阶段、采取任何治疗的糖尿病患者，都应该严格遵循饮食管理原则。糖尿病饮食应当保证所需热量供给，并且合理调配饮食结构和进餐模式。热量摄入可以按照 25 ～ 30kcal/（kg·d）计算，再根据身高、体重、性别、年龄、劳动活动强度、应激状况等进行个体化调整。

对于饮食结构，一般来说建议膳食中碳水化合物所提供的能量占总能量的50% ～ 65%。餐后血糖控制不佳的糖尿病患者，可适当降低碳水化合物的供能比。但不建议长期采用极低碳水化合物膳食。选择低升糖指数的碳水化合物，可适当增加非淀粉类蔬菜、水果、全谷类食物，减少精加工谷类的摄入。全谷类应占总谷类的一半以上。严格控制蔗糖、果糖制品（如玉米糖浆）的摄入。肾功能正常的糖尿病患者，推荐蛋白质的供能比为 15% ～ 20%，并保证优质蛋白占总蛋白的一半以上。有显性蛋白尿或肾小球滤过率下降的糖尿病患者蛋白质摄入应控制在每日 0.8g/kg 体重。推荐脂肪供能在 20% ～ 30%。限制饱和脂肪酸、反式脂肪酸的摄入量。单不饱和脂肪酸和 n-3 多不饱和脂肪酸（如鱼油、部分坚果及种子）有助于改善血糖和血脂，可适当增加摄入量。建议胆固醇的摄入量不超过 300mg/d。增加膳食纤维的摄入量。成人每天膳食纤维摄入量应＞ 14g/1000kcal。可根据个体情况和医生的指导，借鉴地中海饮食、DASH 饮食（得舒饮食）、素食饮食等健康饮食模式。

糖尿病患者的进食宜定时定量，早、中、晚三餐应分别控制在总能量 20% ～ 30%、30% ～ 35%、30% ～ 35%。分餐能量一般不超过总能量的 10%。可以选择在三餐之间采取二或三次加餐的方式，以防止低血糖发生。注射胰岛素的患者应保持胰岛素剂量和起效时间与主餐的碳水化合物摄入量相匹配。改变进餐顺序也是一种简单、易行、有效的血糖控制的方法。可按照蔬菜—肉—主食的顺序进餐，细嚼慢咽，有利于糖尿病患者短期和长期的血糖控制和体重改善。

一般来说，推荐成人糖尿病患者每周进行至少 150 分钟（如每周运动 5 天、每次30 分钟左右）的中等强度有氧活动，更年轻和更健康的个体可选择高强度运动。中等强度的体育运动包括健步走、太极拳、骑车、乒乓球、羽毛球和高尔夫球等；较高强度的体育运动包括快节奏舞蹈、有氧健身操、游泳、骑车上坡、足球、篮球等。每周应进行 2 ～ 3 次抗阻运动（两次锻炼间隔≥ 48 小时），锻炼肌肉力量和耐力。锻炼部位包括上肢、下肢、躯干等主要肌肉群，训练强度宜中等。联合进行抗阻运动和有氧运动可获得更大程度的代谢改善。减少每天久坐的时间，每 30 分钟静坐后应适当活动。

患有糖尿病的儿童和青少年应当进行每天至少 60 分钟的中高强度的有氧活动，以及每周至少 3 天剧烈的肌肉强化和骨骼强化活动。老年糖尿病患者可每周进行2 ～ 3 次灵活性训练和平衡训练。可根据个人喜好选择瑜伽和太极，以增加灵活性、肌肉力量和平衡感。运动宜在相关专业人员指导下进行，运动前进行必要的健康评测和运动能力评估，保证运动治疗的安全性和科学性。

对于合并超重/肥胖的糖尿病和糖尿病前期患者，强化生活方式干预，积极减重尤其重要，可以显著改善临床指标，延缓糖尿病的发生发展，降低心血管疾病等的发生风险。针对超重/肥胖的糖尿病患者，体重减轻3%～5%是基本要求，亦可根据患者的具体情况，制订更严格的减重目标（例如，减去基础体重的5%、7%、15%等）。可先制订半年的重点管理计划，通过控制饮食、增加运动强度、改善不良行为等，达到每天减少500～750kcal总能量的目标。3～6个月应减轻体重的5%～10%，已经实现短期目标的患者，应进一步制订长期综合减重计划。

戒烟限酒。吸烟不仅是导致癌症、呼吸系统和心脑血管系统疾病的重要危险因素，也与糖尿病及其并发症的发生发展密切相关。父母吸烟（被动吸烟）会增加儿童和青少年的肥胖和胰岛素抵抗风险。电子烟也可能引起肺损伤、血管内皮功能障碍及氧化应激等。因此，建议所有的糖尿病患者不要吸烟及使用其他烟草类产品及电子烟，并尽量减少二手烟暴露。不推荐糖尿病患者饮酒。若饮酒，应计算酒精中所含的总能量。长期饮酒还可加重肥胖、脂肪肝和肝硬化。另外，空腹饮酒时，酒精抑制糖异生可引起血糖下降，且醉酒时低血糖的症状常常被掩盖，十分危险。因此糖尿病患者必须限制饮酒，尤其是服用磺脲类药物或注射胰岛素及胰岛素类似物的患者应避免空腹饮酒并严格监测血糖。

（三）接受糖尿病自我管理教育

所有糖尿病患者都应积极参与糖尿病教育课程，掌握糖尿病自我诊治和护理的知识和技能。通过自我管理，最终达到控制病情，改善临床结局、健康状况和生活质量的目标。

目前医院、社区、媒体、企业、互助社群等提供了丰富多样的糖尿病教育课程，包括线下课程和远程教育课程。课程内容包括饮食、运动、血糖监测和自我管理能力的指导。

通过各类课程，糖尿病患者需要掌握如下几类的知识和技能。

（1）糖尿病的自然进程。

（2）糖尿病的临床表现。

（3）糖尿病的危害及如何防治急、慢性并发症。

（4）个体化的治疗目标。

（5）个体化的生活方式干预措施和饮食计划。

（6）规律运动和运动处方。

（7）饮食、运动、口服药、胰岛素治疗及规范的胰岛素注射技术。

（8）血糖测定结果的意义和应采取的干预措施。

（9）SMBG、尿糖监测（当血糖监测无法实施时）和胰岛素注射等具体操作技巧。

（10）口腔护理、足部护理、皮肤护理的具体技巧。

（11）特殊情况应对措施（如疾病、低血糖、应激和手术）。

（12）糖尿病妇女受孕计划及监护。

（13）糖尿病患者的社会心理适应。

（14）糖尿病自我管理的重要性。

糖尿病自我管理是一项长期的事务，需要糖尿病患者保持终身学习的心态。特别是当血糖控制差、未达到治疗目标，或需调整治疗方案，或出现新的并发症，或生活状态发生重大变化等关键时期，都需要重新接受评估和教育，对相关的知识和技能进行查缺补漏，提高自我管理能力。

从社会层面来说，糖尿病自我管理教育仍然任重道远，需要提高全人群对糖尿病防治的知晓度和参与度，尤其是提高糖尿病高危人群的糖尿病防治意识。普及糖尿病筛查理念：对于糖尿病高危人群，宜及早开始进行糖尿病筛查；首次筛查结果正常者，宜每3年至少重复筛查一次。筛查方法包括空腹血糖或任意点血糖筛查，如果空腹血糖 ≥ 6.1mmol/L 或随机血糖 ≥ 7.8mmol/L，建议行口服葡萄糖耐量试验（OGTT），同时检测空腹血糖和糖负荷后2小时血糖。

（四）监测血糖

血糖监测是糖尿病管理的重要组成部分，有助于评估病情和治疗效果，指导治疗方案调整，反映生活方式对血糖的影响，预防和减少无症状性低血糖和高血糖的发生，保障患者生命安全。

目前临床上血糖监测方法包括毛细血管血糖监测、持续葡萄糖监测（CGM）、糖化血红蛋白（HbA1c）和糖化白蛋白（GA）的检测，同时，还有一些新指标，如葡萄糖目标范围内时间（TIR）等。

毛细血管血糖监测即指尖血糖，它能反映实时血糖水平，评估生活事件（饮食、运动、情绪及应激等）及疾病、药物对血糖的影响，是糖尿病患者日常最常用的血糖监测手段。自测指尖血糖的频率应根据患者病情的实际需要来决定，兼顾有效性和便利性。例如，每天轮换进行餐前和餐后2小时的配对血糖监测。具体内容：①采用生活方式干预控制糖尿病的患者，可根据需要有目的地通过血糖监测了解饮食控制和运动对血糖的影响，从而调整饮食和运动方案。②使用口服降糖药者可每周监测 2～4 次空腹或餐后 2 小时血糖。③使用胰岛素治疗者可根据胰岛素治疗方案进行相应的血糖监测。使用基础胰岛素的患者应监测空腹血糖，根据空腹血糖调整睡前胰岛素的剂量；使用预混胰岛素者应监测空腹和晚餐前血糖，根据空腹血糖调整晚餐前胰岛素剂量，根据晚餐前血糖调整早餐前胰岛素剂量，空腹血糖达标后，注意监测餐后血糖以优化治疗方案。④特殊人群如围手术期患者、低血糖高危人群、危重症患者、老年患者、T1DM 患者等的监测，应遵循以上基本原则和医生指导，实行个体化的监测方案。

HbA1c 和 GA 可以反映一段时间内的平均血糖，与指尖血糖监测互为补充。治疗之初建议每 3 个月检测 1 次 HbA1c，一旦达到治疗目标可每 6 个月检查 1 次。患有贫血和血红蛋白异常疾病的患者，HbA1c 检测结果不准确。GA 能反映糖尿病患者检测前 2～3 周的平均血糖水平，其正常参考值为 11%～17%，是评价患者短期糖代谢控制情况的良好指标。但合并某些疾病，如肾病综合征、肝硬化等影响白蛋白更新速度时，GA 结果不够准确。

CGM 通过传感器持续监测皮下组织间液的葡萄糖浓度变化，可以提供全天候的血糖信息，了解血糖变化的特点。适用于 T1DM、需要胰岛素强化治疗的 T2DM、治疗中监测指血血糖仍发生无法解释的低血糖、高血糖、血糖波动大等情况、恐惧低血糖而导致血糖过高无法达标、妊娠期糖尿病或糖尿病合并妊娠、需要进行糖尿病教育的人群。新指标 TIR 是指 24 小时内葡萄糖在目标范围内（通常为 3.9～10.0mmol/L）的时间（用分表示）或其所占的百分比，可由 CGM 数据或指血血糖数据（至少每日 7 次血糖监测）计算。研究显示，TIR 与糖尿病微血管并发症、心血管疾病的风险显著相关，有望成为评价血糖控制的有效指标。

（五）用药指导

在饮食和运动等生活方式不能使血糖控制达标时，应及时开始药物治疗。建议在改变生活方式的基础上，在医师指导下用药，切忌自己随意加药、减药、停药。目前治疗高血糖的药物治疗多基于纠正导致人类血糖升高的两个主要病理生理改变，即胰岛素抵抗和胰岛素分泌受损。根据作用效果的不同，降糖药可分为以促进胰岛素分泌为主要作用的药物和通过其他机制降低血糖的药物。

1. 促进胰岛素分泌为主要作用的药物

（1）磺脲类　刺激胰岛 β 细胞分泌胰岛素，增加体内的胰岛素水平而降低血糖。

（2）格列奈类　刺激胰岛 β 细胞分泌胰岛素，但主要通过刺激胰岛素的早时相分泌而降低餐后血糖，也有一定的降空腹血糖作用。与磺脲类药物相比起效快、作用持续时间短，降糖作用具有一定血糖依赖性。

（3）二肽基肽酶Ⅳ抑制剂（DPP-4i） 减少体内人胰高血糖素样肽 -1（GLP-1）的分解，使内源性 GLP-1 水平升高，GLP-1 可增加胰岛素分泌、抑制胰高血糖素分泌，从而起到促泌作用。

（4）GLP-1 受体激动剂（GLP-1RA） 通过激活 GLP-1 受体，以葡萄糖浓度依赖的方式刺激胰岛素分泌、抑制胰高血糖素分泌，同时增加肌肉和脂肪组织葡萄糖摄取，抑制肝脏葡萄糖的生成而发挥降糖作用，并可延缓胃排空，通过中枢性的食欲抑制来减少进食量。

2. 其他机制降低血糖的药物

（1）双胍类 抑制肝葡萄糖输出，改善外周组织对胰岛素的敏感性，增加对葡萄糖的摄取和利用。

（2）噻唑烷二酮类（TZDs） 增加靶细胞对胰岛素的敏感性，改善胰岛素抵抗。

（3）α- 糖苷酶抑制剂 抑制碳水化合物在肠道内的吸收而降低餐后血糖。

（4）钠 - 葡萄糖耦联转运体 2 抑制剂（SGLT2i） 抑制肾脏对葡萄糖的重吸收，促进葡萄糖从尿液中排出，降低血糖。

3. 胰岛素 根据来源和化学结构的不同，胰岛素可分为动物胰岛素、人胰岛素和胰岛素类似物。根据作用特点的差异，胰岛素又可分为超短效、短效、中效、长效、超长效胰岛素（类似物），另外，目前还有预混胰岛素（类似物）及双胰岛素类似物等制剂。胰岛素类似物与人胰岛素相比，控制血糖的效能相似，但在模拟生理性胰岛素分泌和减少低血糖发生风险方面优于人胰岛素。胰岛素治疗是控制高血糖的重要手段。T1DM 患者需依赖胰岛素维持生命，也必须使用胰岛素控制高血糖，并降低糖尿病并发症的发生风险；T2DM 患者口服降糖药效果不佳或存在口服药使用禁忌时，仍需使用胰岛素，以控制高血糖，并减少糖尿病并发症的发生。在某些时候，尤其是病程较长时，胰岛素治疗可能是最主要的，甚至是必需的控制血糖措施。

T1DM 患者因胰岛功能完全丧失，需终身使用胰岛素。T2DM 是一种进展性疾病，胰岛 β 细胞功能随着病程的延长而逐渐下降，对外源性的血糖控制手段的依赖逐渐增大。临床上常需要多种药物联合治疗。

国内外较多诊疗指南中均推荐二甲双胍作为 T2DM 患者控制高血糖的一线用药和药物联合中的基本用药；磺脲类药物、格列奈类药物、α- 糖苷酶抑制剂、TZD、DPP-4i、SGLT2i、GLP-1RA 和胰岛素是主要联合用药。当血糖不达标时可根据低血糖风险、体重、经济条件、药物可及性等因素选择联用药物。最新国内外指南强调，无论血糖是否达标，T2DM 患者如合并动脉粥样硬化性心血管疾病（ASCVD）、

ASCVD 高风险、心力衰竭或慢性肾脏病，建议首先联合使用有心血管和肾脏保护作用的 GLP-1RA 或 SGLT2i。

除 T1DM 需使用胰岛素，其他糖尿病患者在以下情况时，需考虑起始胰岛素治疗。

（1）T2DM 患者初次确诊时如有明显的高血糖症状、酮症或酮症酸中毒，首选胰岛素治疗。待血糖得到良好控制和症状得到显著改善后，再根据病情确定后续的治疗方案。

（2）新诊断糖尿病患者分型困难，与 T1DM 难以鉴别时，可首选胰岛素治疗。待血糖得到良好控制、症状得到显著改善、确定分型后再根据分型和具体病情制订后续的治疗方案。

（3）在生活方式和口服降糖药治疗的基础上，若血糖仍未达到控制目标，即可开始口服降糖药和胰岛素的联合治疗。通常经足量口服降糖药物治疗 3 个月后 HbA1c 仍 ≥ 7.0% 时，可考虑启动胰岛素治疗。

（4）在糖尿病病程中（包括新诊断的 T2DM），出现无明显诱因的体重显著下降时，应尽早使用胰岛素治疗。

（5）各种严重的糖尿病急性或慢性并发症、手术、妊娠和分娩。

（6）T2DM 伴 β 细胞功能明显减退或某些特殊类型糖尿病。

对 HbA1c ≥ 9.0% 或空腹血糖 ≥ 11.1mmol/L 伴明显高血糖症状的新诊断 T2DM 患者，可实施短期胰岛素强化治疗，治疗时间以 2 周至 3 个月为宜。可以采用多次皮下注射胰岛素、每日 2 ～ 3 次预混胰岛素或胰岛素泵等持续皮下胰岛素输注技术（CSII）。

（六）安全用药

想要达到治疗效果最大化，除了制订恰当的药物方案，还需重视用药安全性和依从性问题。

1. 关注服药方法和药物储存方法 服药方法同各种药物的药效动力学和患者的个体饮食运动规律相关，需要医师同患者进行详细的沟通和指导，调整生活习惯和药物方案达到协同状态。胰岛素和 GLP-1RA 等注射类药物的储存和规范注射需要格外重视。以胰岛素为例，未开封的胰岛素应在冰箱的冷藏室内（温度在 2 ～ 8℃）储存。不可放在冷冻室内，一旦结冰，药物活性将会被破坏，即使解冻后也不可再使用。已开封的瓶装胰岛素或胰岛素笔芯可在室温下放置，多数胰岛素的保存时间为 4 周（具体参照各自产品说明书）。如果室温超过 30℃，就算是正在使用的胰岛素，也应当贮存在冰箱冷藏室中。

2. 合理用药　选择降糖药物时要考虑患者的年龄、文化水平、生活习惯、合并疾病、合并用药情况、过敏史等情况，综合评估后选择适合患者病情的、便捷易操作、容易遵循和坚持的、相对不良反应较小的药物。对糖尿病患者来说，药物选择需要着重评估心血管风险。

3. 提高依从性　确保患者对自身病情有正确的认识，理解用药的必要性和药物方案的内涵。了解药物的名称、作用和不良反应，如低血糖、过敏、体重变化、肝肾损伤等。确保患者遵医嘱规律用药，定期随访，不可自行随意调整药物方案，避免重复用药、漏服或擅自停药。特殊人群如青少年、老年患者、合并精神心理疾病的患者需要在家属或照护人员监督和帮助下用药。

4. 中药的应用　需以患者体质为基础，辨证选方用药，关注肝肾功能，合理选择中药丸、散、膏、丹等剂型，教授患者正确的煎服方法。外用药、针灸、推拿等其他中医疗法需关注操作安全，降低疼痛、过敏、感染、烧烫伤等风险。

（七）维护心理健康

糖尿病患者面临的精神压力来源于各个方面。因糖尿病而感到不知所措或压力重重（对此有一个专门的心理学名词——"糖尿病困扰"）、疾病带来的不适症状、就医的经济压力、疾病羞耻、对低血糖或其他并发症的恐惧、无法获得亲友理解和支持等等。与普通人群相比，糖尿病患者群中抑郁焦虑、进食障碍、认知功能损伤等精神心理疾病更为常见，导致血糖控制难度及并发症发生风险均增加，因此重视心理健康有助于改善患者的生活质量，提高临床疗效。

对于每个患有糖尿病的人来说，接受疾病现状，肯定自己在与疾病斗争中做出的努力至关重要。日常自我的心理调适也有助于改善糖尿病患者的心理状态。

1. 积极看待疾病带来的"麻烦"，如测血糖、服药、频繁就医等，将其理解为提高生命质量的重要手段。

2. 避免"讳疾忌医"和"病急乱投医"。

3. 多参与乐观向上的兴趣活动，寻找精神寄托，排遣负面情绪。

4. 寻求群体和家庭的支持。请家人提醒自己服药、就医，帮助自己注射胰岛素和测血糖。就医时与家庭成员和照护人员同行，有助于共同了解患者的病情、接受用药和生活方式指导。邀请家人共同践行健康生活方式，减盐减油，低糖饮食，规律运动。家人在精神上的理解及生活方式上的支持，能够显著提高患者对治疗的依从性、对生活的勇气和管理好糖尿病的信心。

5. 向专业人员寻求帮助。所有存在情绪问题的糖尿病患者，都应向专业的心理咨询师、医师求助，由专业人员给予心理疏导，并加强血糖监测和并发症评估。必要时使用药物可以改善糖尿病患者的疼痛、失眠等不适症状，改善焦虑抑郁状态，提高生活质量。

（八）糖尿病并发症的管理

糖尿病可引起多种急、慢性并发症。糖尿病的急性并发症包括低血糖、高血糖高渗状态、糖尿病酮症酸中毒、乳酸酸中毒、糖尿病合并各类感染等。急性并发症往往是由血糖急剧失衡引起，并在短时间内引起严重的生理改变，可危及生命，需要迅速识别和积极治疗。如典型低血糖症状包括出汗、心慌、手抖等交感神经兴奋和神志改变、认知障碍、抽搐和昏迷等脑功能受损症状。部分老年患者发生低血糖时症状不典型，较难识别。高血糖高渗状态、糖尿病酮症酸中毒则表现为多饮多尿、体重减轻、恶心呕吐和腹痛、乏力、淡漠、嗜睡，甚至出现幻觉、癫痫样发作、昏迷等严重高血糖、严重脱水、意识障碍的表现。

当患者长期处于慢性高血糖状态时，可能引起多种慢性并发症。传统的慢性并发症分类包括大血管并发症（心血管疾病、脑血管疾病和外周动脉疾病）、微血管并发症（肾病、视网膜病变和神经病变）等。近年来，有学者建议根据组织来源，重新分类为血管、实质和混合性组织并发症。血管并发症是指影响单纯或主要是心血管或血管组织的并发症，如动脉、肾小球、心肌和中枢神经系统的血管。实质组织并发症主要影响非血管器官成分，如恶性肿瘤、阿尔茨海默病和骨关节炎等。此外，还有大量慢性并发症是血管和实质组织共同异常的结果，归为混合性组织并发症。这种新的分类方法更能准确地反映糖尿病并发症的多样性和复杂性，并有助于医生更准确地识别患者的疾病特征，从而进行更精确的诊断和治疗。

未经治疗或治疗不当的糖尿病患者常在发病后的 5 ～ 10 年内出现不同程度的慢性并发症，且一旦形成很难逆转，治疗较困难，也往往是糖尿病致死、致残的主要原因，严重影响患者的生活质量和寿命。因此积极筛查和防治各类急慢性并发症，对于改善预后，实现"健康、长寿"的目标至关重要。

血糖是糖尿病并发症的始动因素，另外血压、血脂、尿酸、尿蛋白等指标都与各类并发症的发生发展密切相关。糖尿病患者需要接受以降糖为基础的综合治疗，监测相关指标，保证血糖、血脂、血压、尿酸、蛋白尿、体重等关键指标均控制在合理范围内。定期接受专业医护人员的专科检查，有助于早发现、早治疗，延缓并发症的发生发展。T1DM 患者发病后 5 年左右应开始进行并发症的筛查，而 T2DM 患者在确诊时就应接受系统的并发症筛查，以后至少每年检查一次。

　　已发生各类并发症的患者，需要规范用药和个体化护理。合并心脑血管疾病的患者，日常避免剧烈运动、情绪波动、便秘等，天气变化时注意保暖；合并肾病的患者，日常应低蛋白饮食，关注钙、磷等的代谢紊乱，谨慎用药，避免加重肾损害。使用抗血小板药物或抗凝药物的患者，需要定期就医监测血常规、凝血等指标，关注皮肤黏膜有无异常出血等情况。

　　日常加强对足、皮肤、眼、口腔等部位的护理。日常加强对全身皮肤尤其是足部的清洁和检查，清洗后擦干，并使用恰当的润肤产品，避免干燥、过敏。穿着应柔软、宽松、具有保护性，不穿露脚趾的凉鞋，不赤脚行走，应避免各类损伤，如修剪指甲时剪破皮肤，烫伤、碰撞伤、砸伤等。自我检查包括皮肤有无破溃、干燥、发红或疼痛，下肢有无明显冰冷、苍白、暗红、麻木疼痛等异常，或行走稍长就腿脚疼痛、休息才能缓解的情况。重视口腔护理，包括多进食膳食纤维，不嚼槟榔，进食后使用清水或者淡盐水漱口，或直接刷牙，定期做口腔保健检查和口腔洁治。注意用眼卫生，避免眼疲劳，避免强光刺激。如发现各类异常或存在不适症状，均需积极就医，寻求专科医护人员的帮助。另外，糖尿病患者往往存在免疫力受损，对很多种传染性疾病易感，建议在身体条件允许的情况下，优先接种疫苗，如新冠疫苗、流感疫苗、乙肝疫苗、肺炎球菌疫苗、带状疱疹疫苗、抗白喉－破伤风－百日咳三联疫苗等。

第二章　肥胖症

肥胖症的防治核心在于建立并坚持健康的生活方式，其防治不应仅关注体重的下降，更需重视整体代谢健康的改善。通过合理膳食、规律运动、心理调适等多维度干预，结合个体化的中西医治疗策略，可显著降低糖尿病、心血管疾病等并发症的发生风险。社会、家庭及医疗团队的支持对患者长期坚持健康的生活习惯至关重要。未来，肥胖管理将更加注重多学科协作和精准化干预，帮助患者实现从"减重"到"健康重塑"的转变，最终提高生命质量。

一、概述

肥胖症是指由遗传、环境等多种因素相互作用引起体内脂肪堆积过多和（或）分布异常、体重增加的一种慢性代谢性疾病。肥胖的危害巨大，累及全身几乎所有器官系统。除代谢性损害，还可引起心脑血管、呼吸、消化、运动关节、心理等多系统疾病，并与多种恶性肿瘤的发生有关。

肥胖的历史异常久远。在旧石器时代的遗存中便可见到许多对肥胖特征的描绘，最著名的当属雕像"维伦多尔夫的维纳斯"。但肥胖作为一种复杂疾病，被真正认识的历史却很短。尽管希波克拉底已经指出"与瘦体型相比，肥胖人群发生猝死的现象更为普遍"，但是由于历史上食物短缺和营养不良往往是人类生存的主要困境，故肥胖并不属于真正主流的疾病，未被重视和治疗。随着 20 世纪以来社会经济飞速发展和生活方式的改变，肥胖开始在全球范围内流行。目前，肥胖已成为危害民众健康的严重公共卫生问题。据 2024 世界肥胖地图，2024 年全球已有 42% 的成年人（约 22 亿）存在超重 / 肥胖问题，预计到 2035 年将达 54%（33 亿）。在我国，2020 年最新发布的《中国居民营养与慢性病状况报告》显示，18 岁及以上居民超重率已高达 34.3%，肥胖率为 16.4%。6～17 岁儿童青少年超重率和肥胖率分别为 11.1% 和 7.9%，6 岁以下儿童超重率和肥胖率分别为 6.8% 和 3.6%。

中医学对肥胖的认识，可以上溯至春秋战国时期。《素问·异法方宜论》描述"西方者，金玉之域，沙石之处……其民华食而脂肥"。《素问·通评虚实论》中有"凡治消瘅，仆击，偏枯痿厥，气满发逆，肥贵人，则膏粱之疾也"。《素问·奇病论》载"此人必数食甘美而多肥也"。较早地指出肥胖与社会条件、地理环境、生活方式有关，还指出肥胖和消渴、中风等疾病密切相关。《灵枢·卫气失常》将肥胖分为"膏人""肉人""脂人"三种类型，是最早对肥胖进行临床分型的尝试。此外，《素问》《灵枢》多个篇章中都有对肥人"血黑以浊，气涩以迟"的相关论述，而今我们关于肥胖与糖耐量受损、糖尿病、血脂谱异常、高尿酸血症关系的认识，无一能脱离此"血黑以浊，气涩以迟"之病理诠释。东汉张仲景《金匮要略》所谓"尊荣人""骨弱而肌肤盛"，高度概括了肥胖者的病因和体质特点。隋代巢元方《诸病源候论·鼾眠候》云："鼾眠者，眠里喉咽间有声也……其有肥人眠作声者，但肥人气血沉厚，迫隘喉间，涩而不利。"应是肥胖病与睡眠通气障碍有关的先声。元代朱丹溪提出了"肥人多痰"的观点，且深刻认识到"肥盛妇人，禀受甚厚，恣于酒食之人，经水不调，不能成胎。谓之躯脂满溢，闭塞子宫。"与西医学对多囊卵巢综合征的认识极其相似。后代《万氏女科》《女科切要》等妇科专著也充分论证了肥胖引起经闭的病机和治疗方法。

二、致病因素

过去曾有许多根深蒂固的误解，认为肥胖只是不良生活方式导致的结果，只要增强意志力就可以逆转，或认为肥胖只是糖尿病的危险因素。直到近 20 年，人们才逐渐认识到肥胖作为一种独立疾病，具有十分复杂的病因和发病机制。

肥胖的主要表现是脂肪的堆积，而脂肪增加是热量摄入和能量消耗之间不平衡的结果。因此，肥胖最显而易见的原因是活动量少（如久坐不动的生活方式）和进食过多。但实际上，社会经济地位、文化环境、遗传、围产期营养、对食物不良反应、药物等因素，都会影响食物摄入和脂肪代谢，因此肥胖也被认为是一个社会问题。

（一）西医病因和发病机制

1. 遗传、喂养和发育　肥胖症有家族聚集倾向，遗传因素的影响占 40% ~ 70%。大部分原发性肥胖症为多基因遗传，是多种微效基因作用叠加的结果。基因可能会影响体内储存的脂肪量及脂肪的分布位置，还可能影响身体将食物转化为能量的效率、调节食欲的方式及运动时热量消耗的方式。目前认为"节俭基因学说"是肥胖发生的重要机制。节俭基因在食物短缺的情况下能有效利用能源生存下来，在食物丰富时可引起（腹型）肥胖和胰岛素抵抗。此外，肥胖症的家族聚集可能不仅是基因，还因为家庭成员的饮食和活动习惯也很相似。

妊娠期母亲的营养状态对其后代的代谢水平和健康具有深远影响，这种生物学机制被称为"代谢印记"。母亲的高 BMI、孕期（特别是孕早期）体重过度增加是儿童超重的危险因素。患妊娠期糖尿病的妇女，其后代出现超重、胰岛素抵抗的危险也会增加。出生体重代表了新生儿营养状态，低体重（营养不足）和超重（营养过剩）都可能诱发成年期的肥胖。

婴儿体重增长速度和喂养方式也存在代谢印记。增长快和奶粉喂养，可能导致成年期肥胖。此外，青春期快速发育时，身体的能量和营养需求增高，如果青春期提前，会增加后期肥胖发生和进展风险。

2. 社会环境因素

（1）生活方式的改变　随着全球工业化的发展，人们的生活方式也随之改变。包括食物供应特别是高热量食物的增加，酒精、饮料等液体卡路里摄入增加；工作机械化和自动化、脑力职业增加，机动车出行增多，看电视和使用电子设备等久坐活动增加，闲暇运动时间减少等。

在中国，居民的膳食模式已从传统的以粗粮和蔬菜为主的植物性膳食逐渐转变为西式膳食模式，其中，肉蛋奶、精制谷物、含糖饮料和油炸食品等高糖高脂食品消费量大量增加，使得中国成年人、儿童和青少年发生肥胖的风险显著增加。

（2）睡眠减少与压力增加　高强度工作、轮班工作、娱乐活动等引起了睡眠缺乏和压力增加。睡眠减少会引起疲劳和体力活动减少，还可诱导炎症反应，降低胰岛素敏感性，增加晚上的皮质醇浓度，降低瘦素水平和增加胃饥饿素水平，增强饥饿感和食欲，进而导致肥胖。压力和应激会导致进食的增加，导致机体的神经－内分泌－免疫系统的紊乱，如炎症因子和皮质醇等激素水平的增加，导致肥胖。

（3）污染和气候变化　工业化催生了大量化学物质的合成和排放。粉尘、汽车尾气、室内挥发物质、农药、废水、包装等引起了空气污染、土壤污染、食物污染、水污染等。多种环境内分泌干扰物（EDCs）均对肥胖有促进作用，包括双酚A（BPA）、邻苯二甲酸、二胺类似物及多氯联苯等，其机制与类雌激素样作用有关。有研究显示，气候变化和环境温度改变也和肥胖相关，可能与影响食欲、代谢速率有关。

（4）社会文化因素　社会文化因素、传统观念可能潜在加剧肥胖的流行。历史上的营养短缺孕育了"以胖为美"的审美观念。许多家庭或群体将"吃得多""能吃""富态"等同于健康，父母不科学或不适当的营养知识、态度和行为会增加儿童肥胖的风险。此外，很多文化鼓励孕妇在妊娠期及产后进行"食补""坐月子"，导致能量过度摄入，活动减少，产后体重长期滞留的风险增加。

3. 其他因素

（1）年龄　随着年龄持续增长，人体内激素也随之发生变化，同时生活方式的积极程度有所降低，人们患肥胖症的风险便会随之增加。此外，身体的肌肉量也很容易随着年龄的增长而逐渐减少。而肌肉量的减少通常会致使新陈代谢速度下降。这些变化还会使得身体对卡路里的需求量减少，进而增大了减重的难度。

（2）性别　在青春期末，男性的体脂率会下降至 15% 左右，而女性的体脂率则会上升至 25% 左右。成年阶段的肥胖人群中，女性占比往往更高（尤其是经产妇及正在口服避孕药的女性），这一现象表明性激素在单纯性肥胖的发病过程中发挥着一定作用。与此同时，相关研究已经证实，性激素能够对脂肪的分布与沉积产生影响，进而造成男性和女性在肥胖类型上存在差异。

（3）戒烟　由于烟草中的尼古丁等物质会抑制大脑的饥饿中枢，使得身体出现消瘦的情况。戒烟之后，因不再受这些物质对食欲的抑制影响，戒烟者可能会明显感到饥饿感增强，进而导致进食量增多，最终有可能引发肥胖问题。

（4）特定疾病与药物　肥胖症可能与各种疾病、药物因素有关。如甲状腺功能减退症、下丘脑–垂体疾病、库欣综合征和其他内分泌疾病、骨关节病等导致活动量减少，诱发肥胖。药物的使用也会引起体重增加，包括类固醇、部分抗抑郁药、抗癫痫药、糖尿病药、抗精神病药和某些 β 受体阻滞剂。

（5）肠道菌群　肠道菌群已被证实与肥胖的发病关系密切，可通过抑制能量代谢、诱发炎症、调节脑肠轴、影响宿主节律等方式参与肥胖的发病。

以上因素共同作用于神经内分泌系统，包括中枢和外周神经、胃、胰腺、肠道等器官、脂肪组织、微生物群，影响食欲、消化液的分泌、胃肠排空速率、产热、代谢、能量贮存等，最终影响机体的能量平衡和体重调节。

（二）中医病因和病机

中医学对肥胖的认识很早，且对病因的分析和总结与西医学的观点基本契合。

1. 先天禀赋　先天禀赋和体质因素是导致肥胖的重要病因。人先天脏腑功能、气血阴阳状态各有差异，形成了先天的体质基础。如脾肾虚弱，水谷精微运化功能减弱，膏脂痰湿堆积于肌肤、腠理、脏腑，可发为肥胖。《黄帝内经》中关于体质的重要篇章《灵枢·阴阳二十五人》即描述了土形之人的体貌特征："黄色，圆面，大头，美肩背，大腹，美股胫，小手足，多肉……"认为先天即有体型偏胖之人。又云："肥而泽者，血气有余；肥而不泽者，气有余，血不足；瘦而无泽者，气血俱不足。"提示肥瘦者的气血状态也有区别。

2. 饮食失节　《素问·奇病论》中"此肥美之所发也，此人必数食甘美而多肥也，肥者令人内热，甘者令人中满"一段，是中医对肥胖的精辟论述之一。《中藏经》亦云："食饮不消而中满。"随着物质生活的不断丰富，大多数肥胖患者均存在饮食失节的问题，《针灸大成》曰："极滋味之美，穷饮食之乐，虽肌体充腴，而酷烈之气，内蚀脏腑矣。"膏腴醇酒无度，戕伤脾胃，运化停滞，湿郁痰生，清气不升，痰浊不降，中满于内，形体臃肿而脏腑失养。

3. 情志所伤 肝主疏泄，喜条达。现代社会生活节奏愈发加快，人际关系错综复杂，娱乐刺激应接不暇，多思忧虑，喜乐无度，时有触怒惊惧，七情蕴结导致肝气郁滞，以致气结痰凝，或肝气失疏，影响脾胃之气机升降和水谷精微运化，痰湿壅盛，流布全身。

4. 劳逸失常 "久卧伤气，久坐伤肉"，长期喜坐好卧，缺乏运动，造成中气虚损，脾胃呆滞，饮食摄入后运化不及，可发为肥胖。戴元礼指出"人肥者必气急，气急必肺邪盛，肺金克肝木，胆为肝之腑，故痰涎壅盛"《望诊遵经》指出："富贵者，身体柔脆，肌肤肥白。缘处深闺广厦之间。此居养之不齐。而气色所由异者也。"阐明养尊处优、多逸少劳在肥胖发病中的作用，而过劳状态，如工作娱乐夜以继日，营谋竭虑，又可劳伤心血，损耗肾阴，虚火上炎，耗气伤津，炼液成痰，瘀血内生，发为肥胖。

总的来说，中医学认为肥胖症是由先后天多种因素引起的疾病。多属本虚标实之候。病机为脾胃肝肾功能失调，痰湿内聚。因脾主运化，胃主受纳，肝主疏泄，肾主蒸腾气化，先天禀赋不足，或后天饮食、情志、劳逸失常，脾胃肝肾失调，则不能化生水谷精微，五脏六腑失养；津液输布失常，三焦道路壅塞，导致痰湿积聚，或变生湿热、痰火，泛滥于肌肤，阻滞于经络，堆阜于脏腑，故见形体肥满，大腹垂腴。因痰湿、湿热、痰火等邪实，还可阻滞气血运行，血瘀痰阻，则可变生肥胖及多种其他相关病症。若痰热、湿热伤阴耗气，即为消渴病；湿热阻痹经络气血，则为痛风；若痰浊血瘀阻遏气道，肺气不利，发为鼾症；若痰湿血瘀，痹阻胸阳，心脉瘀阻，即为胸痹心痛；若内生肝火夹痰上冲，即为眩晕；痰火血瘀，痹阻脑络，则可发为中风病。

三、主要临床表现

肥胖症可见于任何年龄、性别。多有进食过多和（或）运动不足病史。常有肥胖家族史。轻度肥胖症多无症状，中至重度肥胖症可引起气急、关节痛、肌肉酸痛、体力活动减少及焦虑、抑郁等症状。

继发性肥胖还可见到其他的特异性或非特异性表现，如向心性肥胖、水牛背、锁骨上脂肪垫；满月脸、多血质；皮肤菲薄、瘀斑、宽大紫纹、肌肉萎缩；合并高血压、低血钾、碱中毒；糖耐量减退或糖尿病；骨质疏松或有病理性骨折、泌尿系结石；性功能减退，男性阳痿，女性月经紊乱、多毛、不育等；儿童生长、发育迟缓；神经、精神症状；怕冷、水肿；易感染、机体抵抗力下降。发现以上临床特征时，需要进行继发性肥胖病因的评估和筛查。

肥胖是多种疾病的基础疾病，常与血脂异常、脂肪肝、高血压、冠心病、糖耐量异常或糖尿病等疾病同时发生，引起代谢综合征。肥胖症还可伴随或并发阻塞性睡眠呼吸暂停综合征、胆囊疾病、高尿酸血症和痛风、骨关节病、静脉血栓、生育功能受损（女性出现多囊卵巢综合征），以及部分肿瘤（女性乳腺癌、子宫内膜癌，男性前列腺癌、结肠和直肠癌等）发病率增高，且麻醉或手术并发症增多。严重肥胖症患者可出现自卑、抑郁等精神问题，社会适应不良。

脂肪的分布有性别差异。男性型脂肪主要分布在内脏和上腹部皮下，称为"腹型"或"中心性"肥胖。女性型脂肪主要分布于下腹部、臀部和股部皮下，称为"外周性"肥胖，更年期后脂肪分布与男性相似。中心性肥胖患者发生代谢综合征的危险性较大，而外周性肥胖患者减肥更为困难。亚洲人群的 BMI 值低于白人，但相对更易于内脏脂肪沉积，这使得亚洲人群在 BMI 水平低于白人的情况下更容易患 T2DM。

肥胖程度评估最常采用人体测量学指标（如体重指数、腰围等）。目前尚无关于肥胖症的统一诊断标准，有以下指标可供参考。

1. 体重指数（body mass index，BMI） BMI（kg/m^2）＝体重（kg）/［身高（m）］^{2}。各地区或种族可能会有不同的分类标准。WHO 将 BMI ≥ $30kg/m^2$ 定义为肥胖，考虑到身体成分和心脏代谢风险的差异，中国人以 BMI ≥ $28kg/m^2$ 为界值。BMI $18.5 \sim 23.9kg/m^2$ 为正常，$24.0 \sim 27.9kg/m^2$ 为超重，≥ $28kg/m^2$ 为肥胖。但是 BMI 不能准确地描述体内脂肪的分布情况，不能区分脂肪和肌肉的含量，肌肉发达的人往往容易被误判。所以也提出了腰臀比和腰围等其他指数来协助诊断肥胖。在实际应用过程中，因体重和身高的可比性和易于测量，BMI 仍然是世界上最常用的肥胖指标。

2. 理想体重（ideal body weight，IBW） IBW（kg）＝身高（cm）–105 或 ＝［身高（cm）–100］×0.9（男性）或 ×0.85（女性）。理想体重 ±10% 为正常，超过理想体重 10.0% ～ 19.9% 为超重，超过理想体重 20.0% 为肥胖。

3. 腰围（Waist Circumference，WC） 腰围是指腰部周径的长度。受试者站立位，双足分开 25 ～ 30cm。使体重均匀分配。腰围测量髂前上棘与第 12 肋下缘连线的中点水平。在中国人群中，男性腰围 ≥ 85cm、女性腰围 ≥ 80cm 作为中心性肥胖的切点。腰围是衡量脂肪在腹部蓄积（即中心性肥胖）程度的简单、常用指标，是 WHO 推荐的用于评价中心性肥胖的首选指标，与 CT 测量的内脏脂肪含量有显著相关性。在 BMI 并不太高者中，腹部脂肪增加似乎是独立的危险因素。

4. 腰臀比（waist hip ratio，WHR） 臀围需测量环绕臀部的骨盆最突出点的周径。WHR= 腰围（cm）/臀围（cm），WHO 建议将 WHR 男性 > 0.9、女性 > 0.85 诊断为中心性肥胖。但腰臀比相近的个体体重可以相差很大，该指标和腹部内脏脂肪堆积的相关性低于腰围。

5.CT 或 MRI 运用 CT 或 MRI 等成像技术计算皮下脂肪厚度或内脏脂肪量，是评估体内脂肪分布最准确的方法，但不作为常规检查。此外，还有身体密度测量法、生物电阻抗测定法、双能 X 线（DEXA）吸收法测定体脂总量等。

四、鉴别诊断

由于肥胖作为临床特征十分容易辨识，因此关于肥胖的鉴别主要在于对病因的鉴别。我们论述的肥胖症绝大多数情况下是原发性肥胖（> 95%），即单纯性或生活方式相关性肥胖，需要与继发于特定内分泌紊乱、药物、特定遗传疾病等病因（< 5%）的肥胖相鉴别。

1. 皮质醇增多症 主要临床表现有向心性肥胖、满月脸、多血质、紫纹、痤疮、糖代谢异常、高血压、骨质疏松等。需要测定血尿皮质醇，根据血尿皮质醇水平、皮质醇节律及小剂量地塞米松抑制试验结果等加以鉴别。

2. 原发性甲状腺功能减退症 可能由于代谢率低下，脂肪动员相对较少，且伴有黏液性水肿而导致肥胖。可表现为怕冷、水肿、乏力、嗜睡、记忆力下降、体重增加、大便秘结等症状，需测定甲状腺功能以助鉴别。

3. 其他下丘脑或垂体疾病 垂体功能减退症和生长激素缺乏症往往伴随肥胖，也许与生长激素失去分解脂肪的作用有关；下丘脑病变，尤其是破坏腹内侧核的病变，可能导致严重的贪食和肥胖，这可能与该部位神经元抑制食欲功能的丧失有关。泌乳素瘤可合并轻度肥胖。这些疾病还可出现其他内分泌功能异常的临床表现，需要进行相关激素测定及头颅 MRI 检查以明确病情。

4. 性腺功能减退症 男性睾丸功能减退或完全丧失后易发生肥胖，如古代宦官多有肥胖，但多为中度。妇女绝经后也易发生肥胖。可伴有性功能减退、月经稀发/闭经、不育，男性可见阴茎变小，声音尖细；女性阴道萎缩，皱褶减少或消失，阴道分泌物减少。需检查垂体促性腺激素和性激素、妇科 B 超、睾丸 B 超等。

5. 多囊卵巢综合征 是育龄妇女较常见的内分泌综合征，病因和发病机制尚未完全明确，一般认为与下丘脑 - 垂体 - 性腺轴功能异常、遗传易感和代谢紊乱等因素有关。除了肥胖，还可见月经不规则甚至闭经、排卵障碍、不孕、多毛、痤疮、男性化等表现。由于多囊卵巢综合征存在胰岛素抵抗，可以刺激脂肪生成并抑制脂解作用，从而引起肥胖。临床症状结合性激素水平改变、LH/FSH 比值、子宫附件超声可以诊断。

另外还有其他类型的肥胖症，如继发于糖皮质激素、胰岛素、三环类抗抑郁药、抗癫痫药、孕激素等药物，部分遗传综合征或单基因疾病等。总之，肥胖需要与许多疾病进行鉴别，因为它很多时候都是其他疾病的危险因素、临床症状或并发症之一，而不是作为一个独立的疾病存在。

五、日常管理和预防

在过去的半个世纪中，医学界针对与超重密切相关的慢性疾病（如高血压、糖尿病、高脂血症等）的管理取得了显著进展。然而，受个体肥胖代谢记忆、依从性欠佳等多种因素影响，既往的减重方案及药物往往难以达到理想疗效，长期维持减重成果更是困难重重。由此可见，减重治疗的探索之路依然漫长且充满挑战。

1. 改善饮食　应采用低能量、低脂、适量蛋白的饮食模式，长期坚持以平衡膳食为主，并可根据个人情况进行选择。超重和肥胖者需要调整其膳食以达到减少热量摄入的目的。合理的饮食方案包括合理的膳食结构和摄入量。减重膳食构成的基本原则为低能量、低脂肪、适量蛋白质、含复杂糖类（如谷类），同时增加新鲜蔬菜和水果在膳食中的比重，避免进食油炸食物，尽量采用蒸、煮、炖的烹调方法，避免加餐、饮用含糖饮料。同时，建议患者控制食盐摄入，戒烟限酒。合理的减重膳食应在膳食营养素平衡的基础上减少每日摄入的总热量，肥胖男性能量摄入建议为1500 ～ 1800kcal/d，肥胖女性建议为1200 ～ 1500kcal/d，或在目前能量摄入水平基础上减少500 ～ 700kcal/d。蛋白质、碳水化合物和脂肪提供的能量比应分别占总能量的15% ～ 20%、50% ～ 55% 和30% 以下。没有明确证据表明营养补充剂对减重有效。

在有限的脂肪摄入中，尽量保证必需脂肪酸的摄入，同时要使多不饱和脂肪酸、单不饱和脂肪酸和饱和脂肪酸的比例维持在1∶1∶1。保证丰富的维生素、矿物质和膳食纤维摄入，推荐每日膳食纤维摄入量达到14g/1000kcal。

避免用极低能量膳食（即能量总摄入 < 600kcal/d 的膳食），如有需要，应在医护人员的严密观察下进行，仅适用于节食疗法不能奏效或顽固性肥胖患者，不适用处于生长发育期的儿童、孕妇及重要器官功能障碍的患者。同时，建议患者纠正不良饮食习惯，忌高能量食物，如甜品、煎炸类食物。

目前多种膳食模式（如限能量平衡膳食、低能量膳食、极低能量膳食、高蛋白质膳食、低碳水化合物膳食、轻断食、地中海饮食、DASH 饮食等）都有临床证据的支持。减重的本质是能量摄入小于能量消耗，无论选择哪种膳食模式，都需要控制每日总能量摄入。患者对饮食的喜好会影响其对饮食模式的依从性及能量的控制情况，进而影响减重效果。因此，需根据饮食喜好及疾病状况制订个性化的膳食方案。《中国居民膳食指南（2022）》首次提出以我国东南沿海一带膳食模式为代表的"东方健康膳食模式"。这种膳食模式具有蔬菜水果丰富，常吃鱼虾等水产品、大豆制品和奶类，烹调清淡少盐等优点，口味上更适合中国人群。

2. 增加运动　运动是减重治疗中不可或缺的一部分。长期规律运动有利于减轻腹型肥胖，控制血压，进而降低心血管疾病风险。运动减重存在显著的剂量－效应关系，超重和肥胖个体每周至少需要 150 分钟中等强度运动才能达到适度减重的效果；如要达到减重 ≥ 5% 的效果，每周运动时间应达到 300 分钟，运动强度应为中高强度或运动能量消耗达 2000kcal/ 周以上。

运动治疗应在医师指导下进行。运动前需进行必要的评估，尤其是心肺功能和运动功能的医学评估（如运动负荷试验等）。运动项目的选择应结合患者的兴趣爱好，并与患者的年龄、合并症和身体承受能力相适应。

运动量和强度应当逐渐递增，最终目标应为每周运动 150 分钟以上，每周运动 3 ～ 5 天。如无法做到一次 30 分钟的运动，短时的体育运动（如 10 分钟），累计每天 30 分钟也是有益的。建议保持中等强度的运动（50% ～ 70% 最大心率、运动时稍用力、心跳和呼吸加快但不急促），包括快走、打太极拳、骑车、打乒乓球、打羽毛球和高尔夫球等。如无禁忌证，建议每周进行 2 ～ 3 次抗阻运动（两次锻炼间隔 ≥ 48 小时），锻炼肌肉力量和耐力。锻炼部位应包括上肢、下肢、躯干等主要肌肉群，训练强度为中等。抗阻运动和有氧运动联合进行可获得更大程度的代谢改善。

培养活跃的生活方式，减少静坐时间。以走路、骑车替代坐车或开车，以走楼梯替代乘坐电梯，将有益的体育运动融入日常生活中。

3. 行为矫正和心理治疗　不良的行为习惯是引起超重或肥胖的重要因素，也是减重方案失效引起复胖（体重再增加）的原因。患者需要和医护人员一起分析日常行为习惯，针对存在的问题进行矫正。虽然减重可能受到生活环境等客观条件的阻碍，但最困难的一点还是在于重建关于生活、健康、饮食等方面的认知。如有意愿寻求治疗，患者本人应当充分认同并坚定减重的信念，和医护人员达成共识。在医护人员的帮助下，患者如果能够充分理解和监控其饮食行为，知道引发饮食行为的诱因、进食各种食物的后果、控制饮食的好处，有助于建立信心和掌控感。其他一些行为干预包括每日记录体重、饮食及运动情况；避免久坐、规律作息、控制进食速度、足量饮水、避免暴饮暴食、减少在外就餐及减少高糖、高脂肪、高盐食物的摄入；洞悉自身状态，管控不良生活习惯的诱发因素，避免行为失控。

合理设置减重目标，设立多个短期阶段目标逐一攻克，阶段目标可以是在一段时间内达到体重、腰围、身体成分等肥胖评估指标改变，或并发症的控制或改善等。每个阶段可自数周到数月不等，例如，对于年轻、并发症少或仅存在并发症风险的患者，首个阶段目标可以设立为 3 ～ 6 个月减重 10% ～ 15%，不仅降低了并发症风险，还可以帮助患者建立信心，持续正向激励，提高后续治疗的积极性和依从性。

积极寻求家庭成员及社交圈的鼓励和支持，自主学习，接受专业减重教育和指导。定期随访，和医护人员交流，复查相关指标，巩固减重效果。目前随着技术的发展，可通过可穿戴设备监测自身健康数据，也可以通过社交媒体、手机软件、互联网等与医护人员、病友群体交流，获取科学知识，制订食谱，分析饮食，监控打卡，以加强自我监督，提高疾病管理能力。

部分肥胖者可能存在心理问题，如焦虑、抑郁、强迫、体象障碍、社会适应性障碍，而心理疾病本身又可能导致压力性进食、药物滥用、神经－内分泌－免疫系统紊乱，加重肥胖，因此在常规的行为干预之外，如有需要可进行正规的心理咨询和治疗。

4. 药物治疗 随着药物研发的进展，减重药物的应用已成为长期体重管理领域一个重要的治疗手段，特别是新型减重药物明显的疗效和较好的安全性，以及减重以外的代谢和心肾获益，为临床带来新的突破。但药物治疗仍需要以生活方式治疗为基础。对于大多数超重或肥胖（包括腹型肥胖）患者，尤其是既往减重失败或无法维持减重效果的个体，符合适应证可以考虑使用药物治疗。对部分患者，如肥胖程度较轻（如 BMI 24 ～ 27.9kg/m^2）且无明显合并症的患者，也可在尝试生活方式干预效果不佳时（如 3 个月减重 < 5% 或未达预期）使用减重药物治疗。

对于减重药物的选择需要全面考虑，包括患者接受度、药物的有效性及不良反应、并发症等。及时评估疗效并调整药物剂量。如果肥胖药物治疗有效（使用 3 个月后体重减轻 ≥ 5%），继续使用可能会进一步减轻体重。当早期效果不佳（使用 3 个月后体重下降 < 5%）或存在明显的安全性或耐受性问题时，应考虑停用药物，选择替代药物或治疗方法。

奥利司他是一种脂肪酶抑制剂，通过影响三酰甘油的吸收来减少热量摄入。常用剂量为 120mg，每日 3 次，餐前口服。用药 1 年可减重 2.9 ～ 4.4kg。服药后常见大便量和油脂排出量增加。15% ～ 30% 的患者可出现不良反应，包括皮脂溢出增多、胃肠胀气、便急、便失禁和油样便。避孕或怀孕前应先停用奥利司他，哺乳期不建议使用。奥利司他可干扰脂溶性维生素吸收，有严重肝损害的报道，需要引起警惕。其他药物如芬特明－托吡酯、纳曲酮－安非他酮等未在我国获批使用。

GLP-1受体激动剂可通过抑制食欲、延缓胃排空、促进白色脂肪棕色化等机制发挥减重作用。其代表药物有贝那鲁肽、利拉鲁肽和司美格鲁肽。二甲双胍未获批用于肥胖，但是可以改善胰岛素抵抗，因此可用于多囊卵巢综合征的患者，然而二甲双胍在没有配合生活方式改变的情况下，对体重和代谢的改善非常有限，且存在一定的胃肠道不良反应。其他如 α－糖苷酶抑制剂、SGLT2抑制剂等降糖药物也具有减重作用，合并糖尿病的肥胖患者需依照适应证，在内分泌科医师指导下使用。

过去5年间，新一代抗肥胖药物和单基因肥胖症的靶向治疗得到了发展。众多具有不同目标的分子，包括反馈回路、能量消耗、葡萄糖代谢和脂肪氧化，正在被单独或联合测试以治疗肥胖症，许多正在开发中的药物已进展至2期临床试验，其中营养刺激激素双重激动剂和三重激动剂（例如，将GLP-1与GIP、GCG等结合）似乎更具抗肥胖的潜力。

5. 手术治疗 手术已经成为严重肥胖的一种治疗选择。外科治疗的方法有吸脂术、切脂术和各种减少食物吸收的手术。后者包括胃转流术、空肠回肠分流术、垂直袖状胃切除术、胃束带术与胃囊术等。仅用于重度肥胖、减重失败而又有严重并发症的患者。外科治疗可以显著降低严重肥胖患者的心血管死亡和全因死亡率，但可引起营养不良、贫血、低血糖、消化道狭窄、胃食管反流等，不仅症状令人痛苦，术后体重再增长也是一个问题。因此手术治疗肥胖需严格把握适应证，具体包括：①出现与单纯脂肪过剩相关的疾病，如T2DM、心血管疾病、脂肪肝、脂代谢紊乱、阻塞性睡眠呼吸暂停综合征等。②男性腰围≥90cm，女性腰围≥85cm。③连续5年以上体重稳定增加，BMI≥32kg/m^2。④年龄16～65岁。⑤经非手术治疗疗效不佳或不能耐受者。⑥无酒精或药物依赖性，无严重的精神障碍、智力障碍。⑦充分知情同意，能积极配合术后随访。有上述①～③之一者，同时具备④～⑦情况的，可考虑行外科手术治疗。

此外，内镜减重和口服水凝胶已开发用于填补肥胖管理方面的空白，如并非减重手术适用者、需要在减重手术之前减肥，或者更喜欢侵入性更小的减重手术的替代方法。目前临床使用的内镜减重治疗包括胃内球囊和转移支架植入术，相关研究较少，疗效并不完全明确。口服水凝胶可以吸收胃中的水以形成占据一定体积的凝胶块，从而增加饱腹感。

6. 重视肥胖并发症 肥胖的并发症严重影响了患者的生活质量和寿命。许多患者早期可能有BMI升高，但无身体并发症，此时往往缺乏重视。实际上，肥胖由于过多脂肪的机械压迫、占位效应和慢性炎症引起的代谢损伤，可造成全身各系统的损害。常见的肥胖并发症包括糖代谢异常（糖尿病、糖尿病前期及代谢综合征）、血脂异常、高血压及心血管疾病、慢性肾脏疾病、代谢性脂肪性肝病、多囊卵巢综合征、女性不孕症、男性性腺功能减退症、阻塞性睡眠呼吸暂停综合征、哮喘 / 反应性气道疾病、骨关节炎、张力性尿失禁、胃食管反流病、抑郁症、焦虑等，此外痛风、肿瘤的发病风险也会增加。

实行"以并发症为中心"的管理模式，要求我们对超重 / 肥胖早期采取行动，注重个体化治疗，根据患者实际身体情况、年龄、是否有肥胖并发症、其他合并症、心脏代谢风险等情况进行减重治疗。争取在 3 ~ 6 个月内将体重减少 5% ~ 10%，这种程度的减重对预防 T2DM 和改善血糖、血压、血脂谱，提高生活质量有益。更大幅度的减重（10% ~ 25%）有额外的益处，包括 T2DM 的临床缓解（尤其在 T2DM 病程相对较短的人群中）和微血管并发症风险降低，以及改善脂肪肝、阻塞性睡眠呼吸暂停综合征、肌肉骨骼疼痛、压力性尿失禁及可能的心血管事件。

7. 中医药防治肥胖　中医药综合疗法结合生活方式干预治疗肥胖可以取得较好的效果。对每位肥胖患者，"辨四时 – 辨体质 – 辨病 – 辨证"施治，灵活选用中药内服（汤剂、代茶饮、丸药、膏方、中成药等）、外治（针灸、推拿、艾灸、贴敷、刮痧、埋线）等中医综合治疗和护理手段。

（1）辨证施治　中医药学认为，肥胖的治疗应在明辨虚实的基础上，重视化痰除湿、行气导滞。针对实证，若胃肠湿热积滞者，当清热除湿，通腑导滞；气郁痰阻者，应疏肝解郁，行气化痰。针对虚证，则在祛邪基础上增加补益之力，或补脾，或补肾，或脾肾两补。若脾虚湿阻者，应健脾益气，化湿行滞；若肾虚湿停者，应补肾益气，通阳化湿。若气阴两虚，夹痰湿、湿热者，治当益气养阴，化痰除湿，或清热化湿；若脾肾阳虚，痰湿、水饮不化者，治当温补脾肾，化痰除湿、通阳化饮。兼气滞者，兼以行气导滞；兼血瘀者，兼以活血化瘀。

（2）辨证施膳　肥胖患者的饮食干预以现代营养学为基石，在标准饮食治疗方案的基础上，运用中医食疗理论发挥调养作用。针对患者体质和病证选用食材，制订食谱时重视食物性味和功效。实证者，重视清热利湿、活血化瘀。胃热者可食用海带、莲藕、荷叶、决明子、绿豆、葛根、苦苣、苦瓜、芹菜等；湿重者可食用丝瓜、冬瓜、扁豆、茯苓、橘皮、莲子、薏苡仁、红豆，无热者可食用辣椒；气郁者可食用佛手、橘皮、柠檬、薄荷、黄花菜、白萝卜、玫瑰花等；血瘀者可食用木耳、油菜、山楂、红曲、当归、桃仁、红花。虚证者重视补养脾胃，温补阳气，脾虚者可食用山药、茯苓、莲子、粳米、牛肉、鸡肉、黄芪等；肾虚者可食用芡实、枸杞、桑椹、芝麻、黑豆、猪腰、核桃等；阳虚者可食用韭菜、羊肉、肉桂、胡椒、茴香、生姜、桂圆等；阴虚者可食用百合、蜂蜜、牛奶、海参、鸭肉、猪蹄、甲鱼、银耳、秋梨、石斛、玉竹等。药食两用食材也需注意控制热量，搭配食谱时要满足低盐、低脂、低糖、低嘌呤等原则。

（3）辨证施动　根据患者体质、体能和病证，在运动干预中加入中医传统养生功法，如五禽戏、太极拳、八段锦、易筋经和其他导引，在促进能量负平衡的基础上进一步调理脏腑功能，还可降低运动损伤的风险。

（4）针灸等穴位治疗　针灸治疗肥胖是多系统、多靶点综合作用的结果，涉及内分泌、神经、免疫等多个系统及多种调节机制。针灸减肥多选取阴陵泉、三阴交、曲池、中脘、气海等穴位，有健脾利湿、利水行气等功效。还可使用局部刺法、埋针法、穴位贴敷法等，作用在分肉之间，具有疏通经气、行气化滞的功效，起到消脂效果。穴位贴敷多选择神阙穴、中脘穴和天枢穴。神阙穴位于脐中央，为任脉气血会合之处，外敷药物于神阙穴，有活血化瘀、通络行气之功。由于脐部皮下无脂肪组织，且丰富的血管、淋巴管与神经由此而过，贴敷神阙穴可以起到穴位刺激和药物局部吸收的双重作用。中脘穴、天枢穴等可以调理胃肠，理气调腑、通滞消食。还可联合气海穴、关元穴、水道穴等调畅气机、补益元气。

第三章　心脑血管疾病

心脑血管疾病是心脏血管和脑血管疾病的统称，泛指由高脂血症、血液黏稠、动脉粥样硬化、高血压等导致心脏、大脑及全身组织发生缺血性或出血性的疾病。心脑血管疾病是一种严重威胁人类，尤其是 50 岁以上中老年人健康的常见病，具有高患病率、高致残率和高死亡率的特点，即使应用最先进、完善的治疗手段，仍可能有 50% 以上的脑血管意外幸存者生活不能完全自理，全世界每年死于心脑血管疾病的人数高达 1500 万人，居各种死因首位。它们包括心脏病、中风和其他血管疾病。了解心脑血管疾病的致病因素及主要临床表现与鉴别对其日常管理和预防意义重大。

一、致病因素

（一）西医病因和发病机制

心脑血管疾病的发生受多种因素的影响，其主要危险因素有机体因素、生活因素、疾病因素、社会心理因素、气象因素及多因素的联合作用。

1. 机体因素　机体因素主要包括性别与年龄、超体重及遗传三个方面。

（1）性别与年龄　一般情况下，男性 40 岁以后冠心病的现患率随年龄增长而增加，每增加 10 岁，发病率递增一倍；女性冠心病的平均发病年龄比男性晚 10 岁，到更年期后，逐渐接近男性。冠心病的死亡率也是男性高于女性。脑血管疾病的发病率也随年龄的增长而持续提高，尤其 60 岁以上发病率较高，且男性高于女性，但 75 岁以后，女性发病率高于男性。

（2）超重　超重（体重超过标准体重的 10%）是心脑血管疾病的易患因素。

（3）遗传　在冠心病发病率高的国家和地区发现，冠心病有较肯定的家族聚集性。有冠心病家族史的人群，其冠心病死亡率为一般人群的 2.4 倍。有脑血管意外家族史的人群，其发病率显著高于对照组。

2. 疾病因素　其病因主要有 4 个方面。①动脉粥样硬化、高血压性小动脉硬化、动脉炎等血管性因素；②高血压等血流动力学因素；③高脂血症、糖尿病等血液流变学异常；④白血病、贫血、血小板增多等血液成分因素。相关危险因素有以下几个方面。

（1）**高血压**　长期高血压病可使动脉血管壁增厚或变硬，管腔变细，进而影响心脏和脑部供血。高血压可使心脏负荷加重，易发生左心室肥大，进一步导致高血压心脏病、心力衰竭。当血压骤升时，脑血管容易破裂发生脑出血；或已硬化的脑部小动脉形成一种粟粒大小的微动脉瘤，当血压波动时微动脉瘤破裂而造成脑出血；或高血压加快动脉硬化过程，动脉内皮细胞受到损伤，血小板易在伤处聚集，又容易形成血栓，引发心肌梗死或脑梗死。

（2）**高脂血症**　高脂血症是指血清中某一种或几种脂蛋白的增多。例如，低密度脂蛋白（LDL）和极低密度脂蛋白（VLDL）水平升高，这些脂蛋白容易在动脉内膜和中膜下沉积，形成脂纹和纤维斑块，进而发展成为纤维粥样斑块和继发性改变，如斑块内出血、斑块破裂及血栓形成等。这些病理变化会导致血管狭窄、血流不畅，进而引起心脑血管缺血、缺氧，最终导致心脑血管疾病的发生。

（3）**血管壁平滑肌细胞代谢障碍**　血管组织同人体的其他组织一样在一定周期内完成新陈代谢。在血管壁平滑肌细胞代谢的过程中，若新的细胞组织不能正常的形成，使血管壁本身存在缺陷，就容易使血管舒缩不畅，就像是一条破烂不堪的旧管道，随时都有阻塞或破裂的可能。

（4）**糖尿病**　糖尿病是心脏病或缺血性卒中的独立危险因素，随着糖尿病病情的进展，会逐渐出现各类心脑血管并发症，如冠状动脉粥样硬化、脑梗死、下肢动脉粥样硬化斑块的形成等。糖尿病患者最常见和危险的并发症是冠心病。根据回顾性调查显示，糖尿病患者发生冠心病的概率不仅较正常人高2倍，且发病早、病变范围广。

（5）**其他**　如肥胖、胰岛素抵抗等都是与心脑血管疾病相关的危险因素。

3. 生活因素　生活因素主要包括吸烟、饮酒、饮食三个方面。

（1）**吸烟**　吸烟与心脑血管疾病的发生存在密切关系。吸烟者比不吸烟者发病率高得多，在每天吸烟20支以上的人中，冠心病的发病率为不吸烟者的3.5倍，冠心病、脑血管病的死亡率为不吸烟者的6倍，蛛网膜下腔出血的3～5.7倍。在脑梗死的危险因素中，吸烟占第一位。烟碱可促使血浆中的肾上腺素含量增高，促使血小板聚集和内皮细胞收缩，引起血液黏滞因素的升高。

（2）**饮酒**　酒精摄入量与出血性卒中有直接关系。每天酒精摄入量大于50g者，发生心脑梗死的危险性增加。长期大量饮酒可使血液中血小板增加，进而导致血流调节不良、心律失常、高血压、高血脂，使心脑血管病更容易发生。少量饮酒有益，大量饮酒有害。在大量饮酒的人群中，冠心病的危险性增加。在动脉硬化的基础上，若大量饮酒伴情绪激动，可导致脑血管意外。

（3）**饮食**　①许多国家研究分析表明，冠心病的死亡率与饮用水的硬度呈负相关，并认为水质中无机盐种类及含量的不同对冠心病的影响有所不同。如镁、钙、硒、钼、钒等对冠心病有保护作用；钠、铅、砷等对冠心病有危害作用；膳食中钠盐含量高、钙含量不足等均是发生脑血管意外的危险因素。②脂质中的胆固醇能引起动脉粥样硬化，以动物性食品为主的膳食，可摄入较多的胆固醇，致使冠心病的患病率增加。③维生素 C 流行病学调查显示，维生素 C 能降低血脂并防止动脉粥样硬化，因此维生素 C 摄入不足，可增加冠心病的发病率。④活动冠心病的发病率一般是脑力劳动者高于体力劳动者。脑力劳动者平时活动量少，冠状动脉缺乏负荷锻炼，加之脂质沉积，易发生冠心病。

4. 社会心理因素

（1）职业　工作中需用脑力和注意力高度集中的职业，对视觉、听觉形成慢性刺激的职业，均能使血压升高，从而导致冠心病和脑血管意外的发生率增高。

（2）性格类型　A 型性格是一种以时间紧迫感、竞争性强和潜在敌意为核心特征的行为模式，是冠心病的易患因素。A 型性格的个性特征，影响了血液中甘油三酯的浓度，从而促进动脉粥样硬化而导致心脑血管疾病。

5. 气象因素　心脑血管疾病的发生与气象条件有一定关系。寒冷季节的发病率较其他季节明显增高。

6. 多因素的联合作用　心脑血管疾病的影响因素是多方面的，当多因素同时存在时，可产生联合作用，使致病作用增强，心脑血管疾病发病率增加。

（二）中医病因和病机

心为君主之官，位于胸中、两肺之间、膈膜之上。心是人体生命活动的主宰，在五脏六腑中居于首要地位，可统摄、协调其他脏腑的生理活动。心主血脉，主神志，其华在面，开窍于舌，与小肠相表里。心之阴阳气血是心进行生理活动的基础。心气、心阳主要推动和温煦血液运行（主血脉），心阴、心血则可养心神（主神志）。

脑主藏髓、主元神、司知觉运动。头为诸阳之会，手足三阳经上会于头，足阳明经、足太阳经、督脉和跷脉等经络通过眼系、颠顶部、风府穴和腮部等部位出入于脑。眼、耳、口、鼻、舌等外窍皆位于头面，与脑相通。五脏之精、六腑之气皆上注于头。其中，"脑为髓之海"，具有藏而不泻的功能特点，属奇恒之腑；"脑为元神之府"，主管人的精神、意识、思维活动；"脑为清阳之府"，主司人的视、听、言、嗅、动等感觉运动。

心、脑两者的关系主要表现在血液的运行调节及神志两方面。心主血脉，心运血以养脑，脑方能主神明，而心的生理功能每受脑主神明的影响，因此心、脑在生理功能上相互关联，在病理上相互影响。心脑血管这类疾病一般归于中医学之胸痹、心痛、心衰、心悸、厥证、眩晕、头痛、中风、痫证、痴呆等范畴。心脑血管的病位在心脑之络脉，络脉失养、络脉痹阻、络脉受损为其基本病理变化。心之气血失和是心脑血管病的基本病机。任何病因侵犯心脑，势必首先影响气血失和，循行受阻，造成心脑失养。因此从气血失和入手研究心脑血管病的病机，有利于把握治疗的原则性和方向性，从而使辨证论治更能解决主要矛盾。

气血流畅，百病不生；气血乖逆，则气滞、血瘀、痰生、火起、风动、水停，诸症丛生。若气血逆乱，气逆生风，气积生火，风火激上，则迫血妄行；败血、津液外渗，则痰瘀内生。风火痰瘀，闭阻窍络，影响血运，以致清明受扰，灵机逆乱，发为眩晕、头痛、中风、癫狂诸症；气有余便是火，火热扰乱心神，则见心悸、心烦不得卧；阳虚阴凝，瘀血阻络，心脉不通，心失所养，则可见心悸、胸痛诸症，甚或卒然胸中大痛，发为真心痛；若气虚不足，血不上达，则易致神明失养，神无所寄，心失所养，髓海空虚，而见心悸、怔忡、健忘、痴呆诸症。心脑诸病其终虽异，其始则同。故本类疾病不离气血，具体临证，则在此基础上，结合不同病位、病机灵活调节，总以气血平和为期。正虚痰瘀是心脑血管病的病理特征。

1. 本虚是心脑血管疾病发病的必要条件 中医学认为，肾为先天之本，为全身元气之根；脾为后天之本，是气血生化之源。肾虚则五脏之气皆虚，脾虚则气血生化无由，两者相互影响，导致气血阴阳俱亏，本元虚损，脏腑功能失常而致病。所谓"年四十而阴气自半，起居衰矣"。中老年后，肾气渐衰，本元不固，若先天禀赋不足，素体虚弱；或久病失养，劳欲过度，耗伤元气，则肾精亏虚，肾阳虚则不能鼓动五脏之阳，引起心阳不振，血脉失于温煦，气血凝滞；肾阴虚则不能滋养五脏之阴，可使心阴内耗，脉道失润；心阴亏虚则心火偏旺，灼津成痰，导致痰浊内生，痹阻脉络；肾精亏虚，则脑髓失充，神机失控，神明失养，均可致心脑之脉痹阻不通，心脑失养而发生心脑血管疾病。由于肝肾同源，肾阴虚则肝阴亦虚，阴不制阳，内风动越，携痰浊瘀血上扰亦可致脑血管病。或因忧思过度，劳倦伤脾，饮食不节，脾失健运，生化失常，气血虚弱，脏腑失养，气虚则推动无力，血虚则脉络失调，致使心脑失养，功能紊乱而发生心脑血管疾病。汉代医家张仲景认为"络脉空虚、风邪入中"是中风病的主要病因；金元时期李东垣也认为此属"正气自虚"所致；清代医家王清任更是直接采取益气活血、扶正祛邪的治疗原则，创立"补阳还五汤"治疗脑血管疾病，取得良好效果，至今仍被临床广泛应用。

冠心病发病也明确提出"本虚气血阴阳乱"的观点，治疗上主张"探本求源调五脏"，由此充分说明，本虚是心脑血管疾病发病的必要条件和前提，所以预防心脑血管疾病首先应当重视加强体育锻炼，增强体质，促使气血充沛，保持本元旺盛。在心脑血管疾病的发生发展过程中，本虚不仅存在于疾病发病的初期，同时也存在于心脑血管疾病发展过程的各个阶段，因此对心脑血管疾病各个阶段的治疗始终不能忽视本虚。

2. 痰瘀是心脑血管疾病形成的重要标志　西医学研究表明，心脑血管疾病的主要发病原因之一是动脉粥样硬化，其形成主要是体内脂质代谢障碍，使血液中脂质大量增加，引起血液黏稠，血流缓慢，脂质沉积于血管壁，形成动脉粥样硬化斑块，或长期高血压等因素导致血管弹性减低，动脉管腔狭窄闭塞，心脑器官缺血缺氧。

中医学理论认为，"百病皆生于痰""瘀血为百病母胎"。由于本元虚弱，阴阳失调，阳气不足则脏腑失于温煦，津液不化，聚而为痰；阴虚则虚火内生，炼津成痰，以致痰浊内生；气行则血行，气滞则血凝，气虚推动无力，血脉郁滞则瘀血遂生；痰瘀胶结不解，使血脉运行失常，导致心脑失养，形成心脑血管疾病。由此可见，痰瘀的形成是本虚导致的结果，痰瘀是阻滞血脉正常运行的主要病理因素。一旦痰瘀形成，又可因影响脏腑功能而加重本虚，同时临床上就会出现痰瘀阻塞的各种症状和表现，如眩晕、头痛、失语、肢体麻木、胸闷胸痛、心悸气短等。痰瘀作为心脑血管疾病形成的重要病理标志，对心脑血管疾病的诊治具有非常重要的意义。在临床上，高血脂、高血压及血栓的形成均可作为辨证施治的重要依据。古今医家均把祛痰化瘀作为治疗心脑血管疾病的重要方法，如《伤寒论》之瓜蒌薤白半夏汤治疗胸痹；《医学心悟》之半夏白术天麻汤治疗眩晕；《张氏医通》之解语汤治疗中风失语，无不把祛痰活血作为重要治疗法则。现代医家大多认为痰瘀是心脑血管疾病发病最为重要的病理因素。由此说明，痰瘀不仅是心脑血管疾病形成的关键，更是心脑血管疾病形成的重要临床标志。有无痰瘀形成是中医临床诊断心脑血管疾病和进一步辨证施治的重要依据之一。

3. 痹阻是心脑血管疾病发展的必然结果　痰瘀作为脏腑功能失常产生的病理产物，无论停留于机体何处，均可导致脉络痹阻，使脏腑气血供应受阻，进一步加重对脏腑功能的损害。心脑作为人体最重要的生命器官则首当其冲。心脑的正常生理活动全赖气血濡养，一旦气血供应受阻，则可导致心脑功能失常，发生各种病变，引起心脑血管疾病。心居上焦，主血脉，若心之阳气不足，无力鼓动血脉运行，或心血不足，失于濡养，血脉滞涩，不能正常运行，致使血液停留脉中，形成瘀血淡浊，则心脉痹阻，心失所养，而发生胸闷、胸痛、心悸、气短等，形成心血管疾病。脑居颅内，统帅全身，是人体生命活动的枢纽，脑之经络纵横交错，是运输气血津液濡养大脑的重要通道，若痰瘀阻塞，气血不通，则脑失所养，导致脑功能障碍，发生失语、神昏、偏瘫等，形成脑血管疾病。

因此，痰瘀内生必然形成痹阻，痹阻是痰瘀为病的必然结果。血脉痹阻则进一步形成对心脑器官的损害，若气血完全阻塞不通，则会导致心脑器官的缺血坏死，发生严重后果。如在心，表现为胸疼彻背、背痛彻心的胸痹症状，在脑亦表现为昏昧、口眼歪斜、言语不利、肢体麻痹不仁等以痹阻为突出特征的临床表现。在此阶段，本元不足而痰浊瘀血有余，血脉痹阻后又产生新的痰瘀，虚实夹杂，正邪互见，标本同病，临床上出现复杂多样的证候和表现，以及心脑器官功能障碍及衰竭的各种危重征象。在治疗上，更应详辨轻重缓急，急则治其标，缓则治其本，或标本同治，灵活用药。既要重视祛痰化瘀，又要重视疏通血脉。对危重患者更要及时采用平肝息风、豁痰开窍、活血通脉、回阳救逆等措施以挽救生命。现代中医完全改变了脑出血早期禁止使用活血化瘀法的传统急救观念，而是对脑出血早期使用活血化瘀疗法，在治疗脑内血肿、脑水肿、脑组织变性坏死及解除脑损伤部位、脑血管痉挛方面取得了良好效果，这也是基于对瘀阻脑络这一病理基础的认识。

综上所述，心脑血管疾病的发生发展，其始动因素在于本虚，以致脏腑功能失调，痰浊瘀血内生，出现心脑血管疾病的各种临床表现，在此阶段若疏于治疗，病情不能得到有效控制，就会发展形成脉络痹阻，发生脑卒中、心梗等危重病症。因此，心脑血管疾病的形成，应是始于本虚，成于痰瘀，终于痹阻。气血阴阳亏虚是本，痰浊瘀血内停是标，血脉痹阻则是本虚痰瘀共同作用的结果，最终使心脑器官产生器质性损害，导致心脑器官功能障碍，形成心脑血管疾病。本虚可以存在于疾病的各个阶段，与痰瘀痹阻相互为患。因此，对心脑血管疾病的预防治疗应针对疾病发展不同阶段的主要病因病机，并视其标本虚实，辨证施治，方可取得良好效果。

二、主要临床表现

心脑血管疾病其临床表现因具体疾病类型和个体差异而有所不同，主要分为心血管疾病和脑血管疾病两大类。下面将分类详细介绍心脑血管疾病的主要临床表现及鉴别诊断。

（一）心血管疾病

1. 高血压　高血压是指血液在血管中流动时对血管壁造成的压力值高于正常值，是最常见的心血管疾病之一，也是导致脑卒中、冠心病、心力衰竭等疾病的重要危险因素。在未使用降压药物的情况下，三次非同日测量血压值均高于正常，即收缩压 ≥ 140mmHg 和（或）舒张压 ≥ 90mmHg，即可诊断为高血压。

临床表现：按起病缓急和病程进展，可分为缓进型和急进型，且以缓进型多见。缓进型高血压患者早期多无症状，偶尔在体检时发现血压增高，或在精神紧张、情绪激动或劳累后出现头晕、头痛、眼花、耳鸣、失眠、乏力、注意力不集中等症状，可能由高级神经功能失调所致。发病早期血压可能仅暂时升高，随病程进展血压转变为持续性升高，并对各个脏器造成损伤。

高血压的脑部表现通常以头痛、头晕为主要症状。多由情绪激动、过度疲劳、气候变化或停用降压药等因素诱发。当血压因各种因素急剧升高时，患者可表现为剧烈头痛、视力障碍、恶心、呕吐、抽搐、昏迷、一过性偏瘫、失语等。

急进型高血压也称恶性高血压，发病率占高血压病的1%，通常由缓进型高血压转变。恶性高血压可发生在任何年龄，但以30～40岁最多见。主要表现为血压明显升高，舒张压多在130mmHg以上，伴有乏力、口渴、多尿等症状。视力迅速减退，眼底有视网膜出血及渗出，常有双侧视神经乳头水肿。迅速出现蛋白尿、血尿及肾功能不全。也可发生心力衰竭、高血压脑病和高血压危象，病程进展迅速。

2. 冠状动脉粥样硬化性心脏病 简称冠心病，是全球范围内导致死亡和残疾的主要原因之一。虽然在一些发达国家，由于医疗技术的进步和公共卫生措施的实施，冠心病的死亡率在过去几十年里有所下降，但在许多发展中国家，其发病率和死亡率仍在上升。按照急性和慢性分类，冠心病可以分为急性冠脉综合征和慢性冠脉综合征。急性冠脉综合征包括不稳定型心绞痛、非ST段抬高心肌梗死和ST段抬高心肌梗死。慢性冠脉综合征是指慢性相对稳定的冠心病状态，包括陈旧性心肌梗死和稳定型心绞痛。

急性冠状动脉综合征是一组以冠状动脉粥样硬化斑块破裂或侵袭，继发完全或不完全闭塞性血栓形成病理基础的临床综合征，主要包括ST段抬高心肌梗死（STEMI）、非ST段抬高心肌梗死（NSTEMI）和不稳定型心绞痛。

（1）不稳定型心绞痛

临床表现：不稳定型心绞痛的主要症状是胸闷、胸痛。疼痛通常位于胸骨后或心前区，表现为压榨紧缩、压迫窒息、沉重闷胀感，而非通常意义上的"绞痛"。疼痛可能会蔓延到左肩、左臂、背部和下颌等部位。这种疼痛可能因运动、情绪激动等诱因触发，也可能在安静状态下或夜间睡眠中自发出现。疼痛持续时间通常比典型心绞痛要长，有时甚至超过30分钟。卧床休息和含服硝酸酯类药物可能仅带来短暂或不完全的胸痛缓解。此外，部分患者可能表现为烧灼感、紧张感或呼吸短促，伴有咽部紧缩感。在严重的情况下，患者可能有一种濒临死亡的感觉，并伴有心悸和呼吸急促。

（2）ST 段抬高心肌梗死（STEMI）

临床表现：STEMI 最先出现的症状一般为严重的心绞痛，表现为压榨感、紧缩感、窒息感或胸憋、胸闷，持续时间通常超过 20 分钟，甚至可达数小时或数天。这种疼痛可能发生在安静或睡眠时，程度较重，范围较广，休息和含硝酸甘油或其他药物通常不能缓解。患者可能因此感到烦躁不安、大汗淋漓、恐惧，甚至有濒死感。

（3）非 ST 段抬高心肌梗死（NSTEMI）

临床表现：患者通常会在安静状态下或夜间出现心绞痛，这种疼痛一般可持续 30 分钟以上。随着病情的加重，发作的频率会逐渐增加，且持续时间会延长。此外，当身体过度劳累或情绪较为激动时，可能导致交感神经兴奋，从而引发心动过速。一部分患者病情发作时，可能会出现恶心、呕吐等消化道症状。临床中相当一部分患者还可能出现不典型的症状，如牙痛、腹痛、呼吸困难、气喘、发绀、意识障碍及胃肠道反应等，因此对这类患者进行早期的甄别相当关键。

（4）慢性冠脉综合征　当患者冠状动脉供血不足以满足心脏用血需求时，会引起心脏心肌的缺血缺氧，暂时的缺血缺氧会引起心绞痛等症状，此时即为慢性冠状动脉综合征。若未及时治疗，持续严重的心肌缺血缺氧会引发心肌坏死，发生心肌梗死，甚至导致猝死。

临床表现：胸痛为本病最典型症状，常在剧烈运动、体力劳动或情绪激动后出现。疼痛呈压迫性，患者会感觉胸口压了块大石头，可以向肩、背部放射，一般持续 3 ～ 5 分钟。休息后常可自行缓解，部分患者含服硝酸甘油后可以缓解。部分患者可能出现胃肠道症状，主要包括恶心、呕吐等，主要在胸痛严重时出现，胸痛结束后常可自行缓解。当疾病进展时，一部分患者可能出现水肿症状，表现为身体肿胀，按压时可有凹陷，常常从下肢开始，逐渐蔓延到全身。最后，部分患者也会出现呼吸困难，主要表现为呼吸费力，需要使劲才能正常呼吸，经常感觉气不够，平躺时很难正常呼吸，需要坐起来后才能缓解。

（二）脑血管疾病

1. 脑梗死　脑梗死，又称缺血性卒中，是指各种原因所致脑部血液循环障碍，导致局部脑组织缺血、缺氧性坏死，而出现相应神经功能缺损的综合征。脑梗死是脑血管病中最常见的一种类型，占全部急性脑血管病的 70% ～ 80%。

临床表现：大动脉粥样硬化型脑梗死的主要表现为局灶性神经功能缺损的症状和体征，如偏瘫、偏身感觉障碍、失语、共济失调等，部分可有头痛、呕吐、昏迷等全脑症状。患者一般意识清楚，在发生基底动脉闭塞或大面积脑梗死时，病情严重，出现意识障碍，甚至有脑疝形成，最终导致死亡。

2. 脑出血　脑出血是指非创伤性脑内血管破裂，导致血液在脑实质内聚集的一类临床综合征，属于脑卒中的一种类型，占脑卒中的13%。最常见的病因是高血压合并细小动脉硬化，临床症状多种多样。典型症状表现为头痛、呕吐和不同程度的意识障碍，如昏睡、昏迷、局灶性神经功能缺损等。总体预后较差，而脑水肿、颅内压增高和脑疝形成是致死的主要原因。

临床表现：脑出血多在活动中或情绪激动时突然起病，少数在安静状态下发病。患者一般无前驱症状，少数可有头晕、头痛及肢体无力等症状。发病后，症状在数分钟至数小时内达到高峰。血压常明显升高，并出现头痛、呕吐、肢体瘫痪、意识障碍、脑膜刺激征和痫性发作等。临床表现的轻重主要取决于出血量和出血部位。

三、鉴别诊断

（一）心血管疾病

1. 高血压的鉴别诊断　临床上最常见的高血压为原发性高血压，主要涉及与继发性高血压及其相关病因的鉴别。

（1）肾血管性高血压　此类高血压病程短、进展快，多表现为恶性高血压，对一般降压药物反应差。可能存在四肢血压不对称、头颈、上肢及腰背部血管杂音等体征。通过血浆肾素-血管紧张素-醛固酮测定、口服卡托普利试验及肾动脉血管造影等可以辅助诊断。

（2）原发性醛固酮增多症　病程较长，血压中度升高，伴有多尿、肌无力、周期性瘫痪等症状。实验室检查可发现低血钾、高血钠、高尿钾。确诊需行血浆肾素、醛固酮浓度测定。

（3）嗜铬细胞瘤　多见于女性，典型表现为阵发性血压升高伴头痛、出汗、心动过速等。发作时血或尿儿茶酚胺或其代谢产物测定有助于诊断。

（4）肾脏疾病　如慢性肾小球肾炎、急性肾小球肾炎等，这些疾病不仅导致血压升高，还可能伴有浮肿等症状。

（5）心血管病变　如主动脉瓣关闭不全、主动脉缩窄等也可能导致血压升高。

（6）脑血管病　如脑肿瘤、脑外伤等也可能引起血压变化。

（7）其他因素　甲状腺功能亢进、肾上腺皮质功能亢进、垂体功能亢进等也可能引起血压升高，需根据具体症状和相关实验室检查进行鉴别。

2. 冠心病的鉴别诊断

（1）稳定型心绞痛　虽然两者都属于心绞痛，但不稳定型心绞痛的症状更严重，持续时间更长，且更容易在休息时发作。而稳定型心绞痛通常在体力活动或情绪激动时发生，且症状相对较轻。

（2）急性心肌梗死　急性心肌梗死的胸痛通常更为剧烈，持续时间更长，可能伴有恶心、呕吐、出汗等症状。心电图检查常可见明显的心肌损伤表现，心肌酶检查也常有异常。

（3）急性心包炎　急性心包炎的疼痛通常与呼吸、体位改变有关，可伴有发热、心包摩擦音等体征。心电图检查可能出现非特异性 ST-T 改变。

（4）肺部疾病　如肺炎、肺栓塞等，这些疾病也可能导致胸痛。但肺部疾病的胸痛通常与呼吸相关，且可能伴有咳嗽、呼吸困难等症状。

（5）消化系统疾病　如胃食管反流、消化性溃疡等，这些疾病可能导致胸痛或胸部不适，但通常与进食或饥饿状态有关，且可能伴有胃肠道症状。

（6）主动脉夹层　主动脉夹层是一种严重的主动脉疾病，常表现为突发的胸痛，伴有撕裂样疼痛，且疼痛可能向背部放射。同时，患者可能伴有呼吸困难或晕厥等症状。心电图上，主动脉夹层不会出现典型的 STEMI 改变。

（7）肺栓塞　肺栓塞的胸痛常伴有呼吸困难、血压降低和低氧血症等症状。心电图上，肺栓塞的表现与 STEMI 不同，且具有典型的心电图特征性改变。

（8）气胸　气胸的胸痛常表现为急性呼吸困难、胸痛和患侧呼吸音减弱。气胸的心电图表现也与 STEMI 不同。

（二）脑血管疾病

1. 脑梗死的鉴别诊断　脑梗死一般跟脑出血、脑栓塞、脑内占位等相鉴别。脑出血起病急，在数分钟或数小时内就会出现神经系统的局部定位、症状和体征，常伴有头痛、呕吐、颅内压增高等症状，也可有不同程度的意识障碍，查脑部 CT 可以鉴别。脑栓塞起病较急，往往在数秒甚至数分钟内就达到了高峰，常因心脏病尤其是房颤、心肌梗死发病。颅内占位，一般是脑肿瘤、脑脓肿等，也会出现偏瘫症状及体征，需要跟脑梗死相鉴别，查头颅 CT 或 MRI 可以鉴别。

2. 脑出血的鉴别诊断　蛛网膜下腔出血起病急，多见于青少年，常有意识障碍、颈强直、克氏征阳性，可有动眼神经瘫痪，脑脊液压力增高，呈血性，脑血管造影可发现动脉瘤等，可助诊断。脑栓塞起病急，多见于风湿性心脏病患者，可突然发生意识丧失，但恢复较快，脑脊液检查正常，CT 脑扫描可见低密度影，可资鉴别。脑血栓形成发病较缓慢，多见于老年人，常有动脉粥样硬化病史，一般发生在休息或睡眠中，起病之初常无意识障碍，脑脊液压力不高、透明，CT脑扫描可见低密度影，可助鉴别。脑肿瘤起病缓慢，常有头痛、呕吐且进行性加重症状，体检可有视神经乳头水肿及局灶性神经体征等，可助鉴别。此外，其他病因如药物中毒、低血糖及乙型脑炎等，均有各自临床特征，一般可与脑出血昏迷区别开来。

四、日常管理和预防

（一）心血管疾病

1. 高血压的日常预防　高血压的预防工作主要分为三级预防。

（1）一级预防　主要针对健康人群，通过调整生活方式、改善饮食习惯和增强体育锻炼等方式，降低高血压的发生风险。具体包括4个方面。

1）合理饮食：减少食盐的摄入量是预防高血压的关键措施之一。过量的钠盐摄入会导致血压升高。因此建议每日钠盐的摄入量不超过6g，这包括烹饪时使用的盐及食物中自然含有的盐。此外，钾有助于降低血压，因此应多食用富含钾的食物，如香蕉、土豆、菠菜、番茄等。同时也需控制脂肪的摄入，选择健康的脂肪来源，如橄榄油、鱼类和坚果，减少饱和脂肪和反式脂肪的摄入，这些脂肪主要存在于动物产品、油炸食品和部分加工食品中。需增加膳食纤维的摄入，多吃全谷类、蔬菜、水果和豆类等富含膳食纤维的食物，有助于控制体重和血压。最后，需适量摄入蛋白质，选择瘦肉、鱼、豆类和低脂奶制品等作为蛋白质来源，避免过量摄入红肉和加工肉类。总之，需保持饮食均衡，通过多样化的饮食来确保摄入足够的维生素、矿物质和抗氧化剂。

2）运动预防：高血压的运动预防是一种重要的健康管理策略，可以帮助人们控制血压水平，降低心血管疾病的风险。首先，选择适合自己的运动方式。有氧运动如散步、慢跑、游泳、骑自行车等，可以有效提高心肺功能，促进血液循环，有助于降低血压。同时，力量训练如举重、俯卧撑等，可以增强肌肉力量，改善身体代谢，对高血压的预防也有积极作用。其次，合理安排运动时间和强度。建议每周进行至少150分钟的中等强度有氧运动，或75分钟的高强度有氧运动，也可选择等量的低强度有氧运动。运动强度应根据个人情况逐渐增加，避免一开始就进行过于剧烈的运动。此外，运动前应进行适当的热身活动和拉伸运动，以降低运动损伤的风险。在运动过程中，要保持适当的呼吸节奏和姿势，避免屏气和过度用力。最后，高血压患者在运动预防中应注意，在开始运动前，最好咨询医生或专业的健康顾问，了解自己的身体状况和适宜的运动方式。避免在极端天气或环境条件下进行运动，以免对身体造成不良影响。运动过程中如出现头晕、胸闷等不适症状，应立即停止运动并寻求医疗帮助。

3）控制体重：肥胖是高血压的重要危险因素之一。保持体重在健康范围内对预防高血压具有重要意义。通过合理的饮食和适量的运动，可以有效控制体重，降低高血压的患病风险。

4）戒烟限酒：戒烟限酒是预防高血压的重要措施之一。首先，烟草中的尼古丁、一氧化碳和焦油等有害物质会损伤血管的内皮细胞，增加血管的外周阻力，使血液黏稠度上升，导致血压进一步升高。此外，吸烟还会减少体内的前列环素，使胆固醇在动脉血管内膜下沉积，增加动脉粥样硬化的风险，进而引发心脑血管疾病。因此，高血压患者必须坚决戒烟，以降低病情恶化的风险。其次，酒精会刺激交感神经，导致心跳加快、血管收缩，从而升高血压。对于男性患者，每天饮酒量不应超过25g；女性患者则不应超过15g。如果确实需要饮酒，应确保血压已经得到有效控制，并尽量选择低度酒。同时，患者应避免在空腹或情绪激动时饮酒，以免对血压产生不利影响。

（2）二级预防　包括高血压病的早期发现与积极治疗。主要针对已经患有高血压的患者，通过早期发现、积极治疗和有效控制血压，减少高血压对靶器官的损害，降低并发症的发生风险。具体包括4个方面。

1）定期监测血压：高血压患者定期监测血压是非常必要的，这有助于及时了解血压状况，监测治疗效果，以及预防高血压可能带来的并发症。高血压患者应在医生的指导下，根据个人病情和治疗方案，制订合适的监测频率。通常，血压应至少每周监测一次，或者在每次就诊时进行监测。对病情较为严重或不稳定的患者，可能需要更频繁的监测。血压监测可以使用电子血压计或传统水银血压计。电子血压计操作简便，易于携带，适合家庭使用。然而，为了确保测量的准确性，建议患者在购买时选择质量可靠的品牌，选择臂式血压计并定期校准血压计。在监测血压时，患者需保持安静、放松的状态，避免在剧烈运动、情绪激动或紧张的情况下进行测量。同时，患者还应注意保持正确的测量姿势，如将手臂放在与心脏水平的位置，以确保测量结果的准确性。建议患者在每次监测血压后，将测量结果记录在专门的笔记本或电子文档中，以便随时查看和分析。此外，患者还应在就诊时将这些记录分享给医生，以便医生根据血压变化调整治疗方案。

2）药物治疗：高血压药物治疗的主要目的是降低血压，降低心脑血管疾病的风险。在药物治疗过程中，患者还需要注意以下事项：一是遵医嘱，按时按量服药，不随意增减剂量或更换药物；二是定期监测血压，观察降压效果；三是保持良好的生活习惯，如低盐饮食、适量运动、戒烟限酒等；四是如出现不良反应或血压控制不佳，应及时就医调整治疗方案。

总之，高血压药物治疗是一个复杂而重要的过程，需要患者和医生共同努力，以实现血压的有效控制，减少并发症的发生。同时，患者也需要保持积极的心态，相信科学的治疗方案，共同战胜高血压这一慢性病。

3）非药物治疗：除了药物治疗，患者还应积极采取非药物治疗措施，如改善生活方式、控制体重、戒烟限酒等，以辅助降压治疗。

4）心理干预：高血压患者的心理干预是高血压综合管理中不可或缺的一部分。高血压不仅是一种生理疾病，还常常伴随着心理问题，如焦虑、抑郁等，这些问题反过来又可能加剧高血压的症状。因此，对高血压患者进行心理干预，有助于患者更好地控制血压，提高其生活质量。认知行为疗法旨在帮助患者识别和改变不良的思维模式和行为习惯。例如，高血压患者可能常常因为生活中的小事而感到愤怒或焦虑，导致血压升高。认知行为疗法可以帮助患者重新评估这些情境，学会以更积极、理性的方式应对，从而减轻心理压力，降低血压。深呼吸、渐进性肌肉松弛等放松技巧可以帮助患者缓解紧张情绪，降低交感神经的活性，进而降低血压。这些技巧简单易学，患者可以在家中自行练习。高血压患者需要来自家人、朋友和医生的支持和理解。社会支持可以帮助患者减轻孤独感和无助感，增强其应对疾病的信心。家人和朋友可以给予患者情感上的支持，医生则可以提供专业的建议和指导。

心理干预应根据患者的具体情况进行个体化定制。每个患者的心理问题、生活方式和应对能力都有所不同，因此需要制定针对性的干预方案。同时，心理干预应是一个持续的过程，需要定期评估和调整干预策略，以确保其有效性和安全性。

（3）三级预防　包括并发症的预防与处理。主要针对已经出现靶器官损害或并发症的患者，通过积极治疗和处理并发症，防止病情进一步恶化，提高患者的生活质量。具体包括3个方面。

1）并发症的早期识别与处理：对于已经出现靶器官损害或并发症的患者，应尽早识别并处理并发症，如心力衰竭、肾功能不全等。通过药物治疗、手术治疗等方式，控制病情的发展，减轻患者的病痛。

2）长期随访与管理：对于高血压患者，尤其是已经出现并发症的患者，应建立长期的随访与管理机制。通过定期随访、健康教育等方式，帮助患者掌握自我管理的知识和技能，提高患者的自我管理能力。

3）社区干预与支持：社区是高血压防控的重要阵地。通过社区干预与支持，可以提高高血压患者的知晓率、治疗率和控制率。社区可以组织健康讲座、义诊等活动，向居民普及高血压防治知识，提供便捷的医疗服务。

2. 冠心病的日常预防　冠心病的预防工作可以分为三级，即一级预防、二级预防和三级预防。

（1）一级预防　也称为病因预防，是指在疾病尚未发生时针对致病因素（或危险因素）采取措施，也是预防疾病和消灭疾病的根本措施。对于冠心病而言，一级预防的关键在于控制和消除危险因素，降低冠心病的发病率。

首先，要调整饮食结构，减少高热量、高脂肪和高盐食物的摄入，增加富含纤维素的蔬菜和水果的摄入，保持营养均衡。其次，要加强体育锻炼，提高身体素质，增强心肺功能。此外，戒烟、限酒也是预防冠心病的重要措施。吸烟和过量饮酒都会增加冠心病的风险，因此，应尽早戒烟，限制饮酒量。最后，保持心理健康，避免长期精神紧张和压力过大，也是预防冠心病的重要一环。

（2）二级预防　又称临床前期预防或证候前期预防，是在疾病的临床前期做好早期发现、早期诊断和早期治疗的"三早"预防措施。对于冠心病而言，二级预防的目标是防止病情恶化和降低并发症的发生率。

对于已经确诊的冠心病患者，二级预防的关键在于规范治疗和定期随访。患者应按照医生的建议，控制高血脂、治疗高血压、控制糖尿病，还有改善冠状动脉的循环、降低心肌耗氧量，以及抗血小板聚集，如使用阿司匹林和氯吡格雷治疗。血脂与冠心病密切相关，所以冠心病患者的血脂控制目标较为严格。目前主张将低密度脂蛋白水平作为重点监测目标。一般来说，健康成人低密度脂蛋白小于 3.4mmol/L 就算正常。而冠心病患者需将低密度脂蛋白控制在 1.8mmol/L 以下。若患者 1 年内发生过 2 次及以上急性心肌梗死、不稳定型心绞痛等，低密度脂蛋白的目标值还需要降低至 1.4mmol/L。同时，患者还应积极改善生活方式，包括调整饮食结构、增加体育锻炼、戒烟限酒等，以减缓病情进展。此外，心理干预也是二级预防的重要内容，通过心理疏导和支持，帮助患者减轻焦虑和抑郁情绪，提高生活质量。

（3）三级预防　又称临床预防或康复性预防，是对已患某些病者，采取及时的、有效的治疗措施，防止病情恶化，预防并发症和伤残；对已丧失劳动力或残疾者，通过康复治疗，促进其身心方面早日康复，使其能参加社会活动并尽可能恢复劳动能力。

对于冠心病患者来说，三级预防的目标是减轻症状、提高生活质量、减少并发症和降低死亡率。这包括通过药物治疗、介入治疗和手术治疗等手段控制病情，缓解症状。冠心病介入治疗是一种常用的治疗方法，旨在缓解和改善冠心病患者的症状，提高其生活质量。冠心病介入治疗主要利用心脏支架，使狭窄的血管扩张，达到疏通血管的作用。当冠心病导致血管狭窄严重时，血液在血管中的流动会减慢，甚至发生梗阻。此时，医生会在患者的四肢血管做一个切口，利用导管将心脏支架输送到狭窄的冠状血管位置，使其扩张，从而使血液在扩张的血管中顺利流动。这样，局部缺血的心肌得到再灌注，心肌缺血的症状得到改善。患者在导管室接受治疗时，医生会首先进行消毒和铺巾，然后在穿刺动脉的部位进行局部麻醉。麻醉后，医生会用导丝穿刺颈动脉，再将导管送入动脉，直达供应心脏的血管——冠状动脉。在冠状动脉内注入造影剂后，医生会观察冠脉血管的情况。如果发现严重的狭窄，就会采用球囊扩张或在狭窄部位植入药物支架或金属支架等方法进行治疗。整个介入过程通常只需要十几分钟到半个小时。冠心病介入治疗的效果通常是非常好的。它能够有效缓解心绞痛等症状，减少心肌梗死或猝死的发生，提高患者的生活质量。然而，介入治疗也存在一定的风险，如血管损伤、血管狭窄、血栓形成、放射性风险和麻醉风险等。冠心病介入治疗术后，患者需要密切关注自身的体征变化，尤其是血压、血氧和心率等。同时，要保持患肢制动，避免剧烈运动以防止局部穿刺点出血。

同时，患者还需要接受康复治疗和健康教育，学习如何自我管理和监测病情，如何正确用药和应对紧急情况。此外，社会支持和家庭关爱也是三级预防中不可忽视的方面，它们能够帮助患者更好地应对疾病带来的挑战和困难。

冠心病的三级预防是一个系统工程，需要个人、家庭、社会等多方面的共同参与和努力。通过加强一级预防，降低冠心病的发病率；通过强化二级预防，防止病情恶化和降低并发症的发生率；通过实施三级预防，提高患者的生活质量并降低死亡率。

（二）脑血管疾病

1. 脑梗死的日常预防　脑梗死的预防可以分为三级，即一级预防、二级预防和三级预防。下面，我们就来详细了解一下脑梗死的三级预防。

（1）一级预防　又称病因预防，主要是指在脑梗死尚未发生时，针对其危险因素进行积极干预，从而降低脑梗死的发病率。脑梗死的危险因素主要包括高血压、糖尿病、高脂血症、吸烟、饮酒、不良饮食习惯等。因此，一级预防的重点在于改善生活方式，控制这些危险因素。首先，要保持良好的饮食习惯。应减少高脂肪、高热量、高盐、高糖食物的摄入，增加蔬菜、水果、全谷类等富含膳食纤维的食物的摄入。同时，还要保持适度的运动，如散步、慢跑、游泳等，以增强心肺功能，促进血液循环。其次，戒烟、限酒也是预防脑梗死的重要措施。吸烟和过量饮酒都会增加脑梗死的风险。因此，我们应坚决戒烟，限制饮酒量，甚至完全戒酒。此外，对于高血压、糖尿病、高脂血症等慢性疾病，我们应定期进行体检，及时发现并控制这些疾病。如有必要，应在医生的指导下进行药物治疗。

（2）二级预防　是指患者在发生脑梗死后，采取措施预防再次发生脑梗死。脑梗死患者再次发生脑梗死的风险较高，因此二级预防尤为重要。首先，脑梗死患者应长期服用抗血小板聚集的药物，如阿司匹林、氯吡格雷等。这些药物可以有效防止血小板聚集，降低血栓形成的风险，从而预防再次发生脑梗死。其次，对于高血压、糖尿病、高脂血症等慢性疾病，患者应继续进行治疗和控制。这些疾病是脑梗死的重要危险因素，如果不加以控制，将增加再次发生脑梗死的风险。此外，脑梗死患者还应保持良好的生活习惯，包括合理饮食、适度运动、戒烟限酒等。这些措施有助于改善患者的整体健康状况，降低再次发生脑梗死的风险。

（3）三级预防　是指患者在脑梗死发生后，采取措施防止病情恶化、减轻残疾程度并提高生活质量。脑梗死患者可能会出现不同程度的残疾，如肢体功能障碍、语言障碍、认知障碍等。因此，三级预防的重点在于康复治疗和心理疏导。首先，脑梗死患者应积极进行康复治疗。在康复早期，主要进行床上训练和关节活动训练。床上训练包括翻身、起坐、坐位平衡等，以逐渐提高患者的床上活动能力。关节活动训练则是通过对患者的关节进行被动和主动活动，防止关节僵硬和肌肉萎缩。随着患者病情的改善，可以逐渐进行步行训练和日常生活能力训练。步行训练可以通过扶物行走、平行杠内行走等方式进行，以逐渐恢复患者的行走能力。日常生活能力训练包括穿衣、洗漱、进食等日常活动的训练，帮助患者逐渐实现生活自理。此外，语言训练和吞咽训练也是脑梗死康复的重要部分。对有语言障碍的患者，可以通过听、说、读、写等多种方式进行训练，逐步提高患者的语言表达能力。对有吞咽障碍的患者，则需要进行吞咽功能训练，如口腔肌肉运动、舌部运动等，以改善其吞咽功能。在康复过程中，心理康复同样重要。脑梗死患者可能会因为身体功能的丧失而感到沮丧、焦虑等情绪问题。因此，家人和医护人员需要给予患者足够的关心和支持，帮助他们建立积极的心态，增强康复的信心。

最后，需要强调的是，脑梗死康复是一个长期的过程，需要患者和家人的耐心和坚持。同时，定期到医院进行复查和评估也是非常重要的，以便及时调整康复方案，确保康复效果最佳化。

此外，脑梗死患者还应定期进行复查和随访，以便及时发现并处理可能出现的问题。医生会根据患者的具体情况制订个性化的随访计划，包括复查时间、检查项目等。患者应按照医生的建议进行复查和随访，以确保病情的稳定和康复的顺利进行。

总之，脑梗死的三级预防是一个系统工程，需要医患双方从多个方面入手，采取综合措施进行干预。通过一级预防降低脑梗死的发病率，通过二级预防降低再次发生脑梗死的风险，通过三级预防提高患者的生活质量。只有这样，我们才能有效地应对脑梗死这一严重危害人类健康的疾病。

2. 脑出血的日常预防　脑出血的三级预防包括一级预防、二级预防和三级预防。一级预防是对未发生过脑出血的患者进行可治性脑出血危险因素的普查及合理治疗；二级预防是预防已患过脑出血的再发；三级预防则是对脑出血患者并发症及后遗症的康复治疗。

（1）一级预防　核心在于对可治性脑出血危险因素的普查及合理治疗。脑出血的危险因素主要包括高血压、高血脂、糖尿病、吸烟、饮酒、肥胖等。具体包括4个方面。

1）控制血压：高血压是脑出血最重要的危险因素。对于高血压患者，应积极进行降压治疗，将血压控制在正常范围内。临床上常将140/90mmHg作为降压目标参考值。一方面，如果脑出血患者的血压始终处于较高状态，超过了控制标准，可能导致脑出血持续增多，引发头痛、头晕、呕吐、神志障碍等症状，对病情不利；另一方面，如果患者突然出现血压过低，可能提示病情危重，需要及时进行脑部CT检查，防止出血加重等情况。此外，对于脑出血患者，如果其正常血压较低，或者患者是老年人且存在体态虚弱、肝功能、肾功能损伤等情况，血压控制标准可能需要适当下降。因此，在制订脑出血患者的血压控制目标时，需根据患者的年龄、性别、合并症、病史及其他相关检查结果进行综合评估。最终的目标是在确保患者安全的前提下，尽可能将血压控制在合理的范围内，以促进患者的康复。

2）调节血脂：高血脂也是脑出血的危险因素之一。通过合理饮食、适当运动及必要时服用降脂药物，可以有效降低血脂水平，减少脑出血的风险。

3）控制血糖：糖尿病患者应严格控制血糖水平，避免血糖波动过大。通过合理饮食、药物治疗及运动锻炼，可以保持血糖稳定，降低脑出血的风险。

4）改变不良生活习惯：戒烟限酒、适量运动、保持健康的饮食习惯等都是预防脑出血的重要措施。这些措施有助于改善身体状况，降低脑出血的发病率。

（2）二级预防　重点在于防止疾病的复发。对于已经患过脑出血的患者，具体包括3个方面。

1）积极治疗原发病：对于高血压、高血脂、糖尿病等脑出血的原发病，应积极进行治疗，控制病情进展。

2）定期体检：定期进行身体检查，包括血压、血脂、血糖等指标的监测，以及头颅CT或MRI等影像学检查，以便及时发现并处理可能的异常情况。

3）避免诱发因素：避免过度劳累、情绪激动等可能诱发脑出血的因素，保持情绪稳定，合理安排工作和生活。

（3）三级预防　重点在于康复治疗，提高生活质量。对于脑出血患者，具体包括3个方面。

1）康复治疗：根据患者的具体情况，制订个性化的康复治疗方案，包括运动康复、语言康复、认知康复等，帮助患者恢复功能，提高生活质量。

2）心理疏导：脑出血患者往往面临较大的心理压力，需要进行心理疏导和心理治疗，帮助他们树立战胜疾病的信心，积极配合治疗和康复。

3）家庭护理：家庭成员应积极参与患者的康复过程，提供必要的照顾和支持。同时，要关注患者的身体状况，及时发现并处理可能的问题。

脑出血是一种严重的脑血管疾病，给人们的生命健康带来了严重威胁。通过加强脑出血的三级预防工作，我们可以有效降低脑出血的发病率和死亡率，提高患者的生活质量。因此，我们应该重视脑出血的预防工作，从自身做起，积极采取预防措施，远离脑出血的威胁。

第四章　恶性肿瘤

恶性肿瘤是一种进行性发展的疾病，发病后患者的体质状况逐渐下降，病期越晚，治疗就越困难，预后极差。由于肿瘤早期几乎没有特殊症状，就诊时大多是中晚期患者。早期发现、早期诊断、早期治疗显得十分必要。肿瘤在发生发展中，因为侵袭和压迫机体的组织器官，会引起相关的局部症状，如肿块、梗阻、浆膜腔积液、出血、疼痛等，也会因为消耗、肿瘤坏死及内分泌等原因出现全身症状，如发热、消瘦、恶病质、乏力、贫血、电解质紊乱等。

一、致病因素

恶性肿瘤是人体在多种因素的作用下，导致机体细胞从基因层面量变到质变，并具备了过度增殖、侵袭、转移等生物学行为而形成的新生物。

（一）西医病因和发病机制

1. 物理致癌因素

（1）紫外线　紫外线辐射对人有致癌作用。流行病学调查结果表明，其中主要为接触阳光较多的人。

（2）电离辐射　辐射暴露的主要来源是自然的宇宙射线、土壤或建筑材料。此外，还有医学诊断和治疗产生的辐射。

（3）其他　长期慢性炎症、创伤及异物刺激会引起癌症。如慢性胃炎、肝炎、结肠炎、宫颈炎、宫颈柱状上皮异位、息肉、乳头状瘤、尖锐湿疣和宫颈上皮不典型增生等。

2. 化学致癌因素

（1）亚硝胺类　在变质的蔬菜及腌制的肉食品中含量高。人类主要通过饮食等途径吸收进入体内，可引起食管癌、肝癌等，尤其是胃癌。

（2）吸烟　吸烟是肺癌病因中最重要的因素，有研究认为约85%的肺癌是由吸烟引起。日吸烟支数与胃癌的发生呈明显正相关。研究发现，欧美国家的食管鳞状细胞癌的主要病因是抽烟和饮酒。

（3）食物热解产物　食物热解产物的总称为氨基咪唑氮杂芳烃（AIA）。AIA类化合物可诱发多脏器、多部位肿瘤。例如，小鼠的肝、胃、肺、乳腺、耳道等肿瘤。

（4）芳香胺类　广泛应用于橡胶、制药、染料、塑料等行业，可诱发尿路癌症。

（5）烷化剂类　如芥子气、环磷酰胺、灭菌剂、杀虫剂等。主要引起白血病、肺癌、乳腺癌等。

（6）氨基偶氮类　氨基偶氮染料含有偶氮基团，因其具有颜色，常被用作纺织品染料或食品添加剂。家兔皮下注射氨基偶氮染料可引起表皮增生。这类化合物诱发肿瘤的特征是长期大剂量喂养均可诱发肝癌。

3. 生物学致癌因素

（1）霉菌　黄曲霉毒素毒性很强，小剂量即有致癌作用。我国食管癌高发区林州市的粮食中分离出多种霉菌，广泛存在于霉变的花生、小麦、玉米、大米、豆类食品中，这些霉菌毒素可诱发肝癌、胃癌、食管癌、肾癌及肺癌等。

（2）病毒　已发现有150种以上的病毒可引起动物肿瘤。近年来的研究证实了爱泼斯坦-巴尔病毒（EB病毒）在鼻咽癌及恶性T细胞淋巴瘤的发生中起起始作用。HBV慢性感染与肝细胞癌（HCC）有关。人乳头状瘤病毒（HPV）与宫颈癌有关。

（3）寄生虫　原发性肝癌、大肠癌与血吸虫病有关。

（4）细菌　20世纪90年代研究显示，幽门螺杆菌（HP）感染者中患胃癌的危险性是非感染者的3～6倍。胃癌患者HP阳性率为69%～94%。

4. 遗传因素　近年来众多的证据表明，肿瘤的发生与个体遗传易感性密切相关。某些含有害基因的遗传缺陷型患者中，80%～90%将发生癌症。横纹肌样肾母细胞瘤（WILMS）、视网膜母细胞瘤及家族息肉患者的癌症是作为常染色体显性状，按孟德尔方式传递癌症的发生。目前认为基因和环境交互作用在恶性肿瘤的发生、发展中起关键作用。

5. 内分泌因素　己烯雌酚导致被治疗妇女的女儿患阴道癌和儿子患睾丸癌的概率增加。雌激素替代疗法增加了患子宫内膜癌的风险。

6. 免疫功能　目前已证实有先天性免疫缺陷病的人容易患癌症，因肾移植长期大量使用免疫抑制剂的人的癌症发病率比正常人约高100倍。

7. 精神因素　精神常处于压抑状态，患肿瘤危险性增加。美国抗癌协会指出，精神因素对于患者赖以抵抗癌症侵袭的免疫力是有重要影响的。

综上所述，肿瘤的形成是由多个因素、多种遗传物质改变，特别是癌基因和抑癌基因多途径综合作用的结果。积极制订针对高危人群的预防策略和措施，对降低发病率和死亡率具有重大的现实意义。

（二）中医病因和病机

中医医籍里的"积聚""癥瘕""岩"等，涵盖了西医学的良性和恶性肿瘤。中医病因病机可高度概括为正不胜邪、癌瘤内生，在体内进一步耗伤正气，正气愈衰而邪气愈盛，故肿瘤至中晚期阶段病情难以控制。

恶性肿瘤的病因病机可概括为正不胜邪，导致气、痰、瘀、毒交结形成有形质之癌肿。其中，多数学者对于气、痰、瘀、毒等病理物质交结形成癌肿的观点无明显争议。而正气不足、邪乘正虚，正气不虚、邪气强盛均可导致正不胜邪的局面。就肿瘤发病而言，大致分为"正虚为本""邪实致病"两类观点。

"正虚"观点中，一类学者认为以脾气虚为主的脏腑虚损、机体运化无力而出现痰瘀内生是肿瘤形成的主要原因。另一类学者认为肿瘤不仅是脾脏虚损，还与肾密不可分，两脏虚损多致痰湿内生。脾主后天之精，肾主先天之精，两脏是人体精气之源，脾肾虚损的实质即为精气亏虚。人体精气不足，络气虚滞，机体抗邪能力下降，邪气留之，并与痰湿交结，形成癌瘤。还有观点则认为阴液、阴血不足，导致津枯血瘀，同时阴虚内热，化生火热之毒，又可耗伤体内各脏之气，形成气阴两虚证候，如此产生的痰、瘀、热毒是形成恶性肿瘤的主要原因。还有观点认为阳气虚损，无力温煦推动，机体温化失常，阴寒、痰浊之邪凝聚成形，出现有形质的癌肿。

"邪实"观点则以癌毒致病为主流，认为在恶性肿瘤的病机中，机体的虚实情况相较于是否受到癌毒侵袭而言是相对次要的。并不是正虚之人皆生肿瘤，而肿瘤皆有癌毒特性。癌毒能够耗伤人体正气，且具有极强的扩散、转移能力，毒性猛烈，是肿瘤发生的特异病因。癌毒内生于体内，非单纯外来之邪，与人体正虚互为因果。对于癌毒的形质、病性则出现了两类观点。第一类观点认为癌毒为阳热之邪，致使患者出现阴虚火旺、邪热炽盛的表现。同时其快速生长、流传转移的动态特性也与阳的属性相符，临床上有显著抗癌功效的中药多属清热解毒类，也为癌毒为阳热之邪的理论提供支撑；第二类观点认为癌毒为阴寒之邪，癌毒隐伏于人体深部，病势缠绵隐缓，符合阴寒之邪的属性特征，至于其气猛烈、扩散及临床出现热象则是由于寒极而化热、化火的表现。

除了癌毒致病的范畴，一类观点认为百病生于气，正是由于气机的升、降、出、入失常，出现痰湿、瘀毒等病理产物。病理产物又与阻滞之气相互结合，形成肿瘤，肿瘤则更加导致气机阻塞。气机不得通，邪毒不得散，病情加重；另一类观点认为肿瘤既非阳热属性，也不能归结为正虚、痰瘀等病机，而是由于肝风内动、原气失守所致，肿瘤不断增殖、转移的特性与风性善行数变相符。

基于以上论述的病因病机，临床诊治肿瘤应扶正与祛邪并举，两者相辅相成，缺一不可。

二、主要临床表现

常见恶性肿瘤多见于呼吸系统、消化系统，我国居民中肝癌和乳腺癌患者的比例也相对较高。各类常见恶性肿瘤的主要临床表现概述如下。

1. 乳腺癌　常为无痛性肿块，肿块如累及乳腺悬韧带时可引起皮肤粘连，较大的肿块可有皮肤水肿、橘皮样变、乳头回缩或凹陷、淋巴结肿大等症状，后期可出现皮肤卫星结节甚至溃疡，其他症状如乳头溢液。晚期可出现浅表淋巴结肿大或其他远处转移的相应症状。

2. 肺癌　早期可以无症状，发生发展过程中临床表现很复杂，原发肿瘤引起的症状包括咳嗽、咯血、呼吸困难、胸痛、喘鸣等；肿瘤在胸内蔓延可导致声嘶、膈神经麻痹、吞咽困难、上腔静脉综合征、胸腔积液、心包积液、肺上沟瘤等；远处转移包括脑转移、骨转移、肝转移、肾上腺转移及其他器官转移的相应临床表现；肺外表现指与肿瘤侵犯或转移不直接相关的症状和体征，即副肿瘤综合征。

3. 食管癌　最常见的早期症状是吞咽异常，有一种阻噎感，晚期可出现完全梗阻。

4. 胃癌　早期胃癌多无明显的症状，随着病情的发展，可逐渐出现非特异性的、酷似胃炎或胃溃疡的症状，包括上腹部饱胀或隐痛、泛酸、嗳气、恶心，偶有呕吐、食欲减退、黑便等，部分患者有上腹部轻度压痛。位于幽门窦或胃体的进展期胃癌有时可扪及肿块。全身症状可出现贫血和消瘦。晚期可出现右侧锁骨上淋巴结转移、腹腔转移和肝转移等。

5. 肝癌　早期常无任何症状，肝癌由小变大，可出现肝痛、纳差、腹胀、乏力、消瘦、腹块、发热、黄疸等表现，但这些大多已属中晚期症状。肝癌结节破裂可出现急腹痛（内出血）。常见体征如肝大伴或不伴结节、上腹肿块、黄疸、腹水、脾肿大、下肢水肿等；如肝硬化明显，可有肝掌、蜘蛛痣或前胸腹部的血管痣、腹壁静脉曲张、下肢水肿等。

6. 结直肠癌　有大便规律改变、便血、腹痛等症状，可伴有贫血、消瘦等症状，粪便潜血试验和肠镜检查有助于及时发现。

7. 其他　皮肤溃疡经久不愈要注意是否为皮肤癌；黑痣突然发生变化都应该引起重视，排除恶性黑色素瘤的可能性；无痛血尿要警惕泌尿系肿瘤的可能；绝经期妇女的阴道出血或接触性出血要注意宫颈癌和输卵管癌等妇科肿瘤。

三、鉴别诊断

恶性肿瘤的鉴别诊断是临床医学中的一项重要任务，涉及多个方面的综合分析和评估。本节将从症状与病史收集、影像学检查、实验室检查、组织学检查、肿瘤标志物检测、分子生物学检测、病理生理分析及综合诊断评估等方面进行详细阐述。

1. 症状与病史收集　恶性肿瘤的初步鉴别诊断始于详细询问患者病史和观察症状。医生需要了解患者的年龄、性别、家族史、既往病史等基本信息，以及是否有体重下降、乏力、疼痛、肿块、出血等典型恶性肿瘤症状。通过对病史的收集和分析，可以为后续的诊断提供重要线索。

2. 影像学检查　影像学检查在恶性肿瘤的鉴别诊断中具有重要的地位。常用的影像学检查方法包括 X 线、超声、CT、MRI 等。这些检查可以直观地显示肿瘤的大小、形态、位置及与周围组织的关系，有助于初步判断肿瘤的性质和分期。

3. 实验室检查　实验室检查也是恶性肿瘤鉴别诊断的重要手段之一。通过对血液、尿液等样本的化验，可以检测出一些与肿瘤相关的指标，如血常规、肝肾功能、电解质等。此外，一些特殊的肿瘤标志物检测，如癌胚抗原（CEA）、甲胎蛋白（AFP）等，也有助于辅助诊断。

4. 组织学检查　组织学检查是确诊恶性肿瘤的金标准。通过显微镜下观察肿瘤组织，可以确定肿瘤的细胞类型、分化程度及是否存在浸润和转移。常用的组织学检查方法包括活检、细胞学检查等。

5. 分子生物学检测　分子生物学检测是近年来发展起来的诊断方法，在恶性肿瘤的鉴别诊断中发挥着越来越重要的作用。通过对肿瘤组织或血液中的基因、蛋白质等分子进行检测，可以揭示肿瘤的发生发展和转移机制，有助于预测肿瘤的生物学行为，为制定个体化治疗方案提供依据。

综上所述，恶性肿瘤的鉴别诊断需要进行综合诊断评估。医生需综合考虑患者的病史、症状、体征、影像学检查、实验室检查、组织学检查及分子生物学检测等多方面的信息，进行全面的分析和评估。其中，组织学检查具有决定性意义。通过对各项检查结果相互印证和综合判断，可以得出准确的诊断结论，为后续的治疗提供有力支持。肿瘤的鉴别除了依据患者的主要临床表现，更重要的还包括化学检查、物理检查及组织病理学检查等。

四、常见并发症及治疗后不良反应

（一）常见并发症

1. 癌性疼痛 癌性疼痛是癌症患者特别是晚期患者常见的症状，大部分是直接由肿瘤发展侵犯所致，也包括一部分与癌症诊疗相关，如穿刺活检、手术、放疗、化疗等引起的疼痛，以及与肿瘤相关但不是直接引起的疼痛，如副肿瘤综合征、褥疮、便秘等，严重影响患者的生存质量。

2. 恶性胸腔积液 恶性胸腔积液是指恶性肿瘤胸腔转移或原发性胸腔恶性肿瘤所致胸腔内液体超过正常范围，导致出现呼吸循环障碍的一系列症状。恶性腹腔积液的出现提示病期已进入晚期，预后不良。

3. 癌症恶病质 癌症恶病质是指由于癌症进展而出现的体重下降、厌食及衰竭三联征。癌症恶病质的发生主要与病情进展、营养缺乏、蛋白质丢失、放化疗等有关，表现为糖、脂肪、蛋白质三大物质代谢异常。恶病质影响手术、化疗、放疗的实施，降低治疗敏感性，增加并发症的发生概率，也是导致患者死亡的主要原因之一。

4. 癌性发热 癌性发热一般是指癌症患者出现与恶性肿瘤直接相关的非感染性发热，广义的癌性发热包括针对肿瘤的特殊治疗引起的发热。癌性发热常见于肿瘤的进展期，有广泛的肿瘤坏死或明显的肿瘤破坏。

5. 出血 出血是肿瘤在临床上常见的并发症之一。出血可以是局部的，也可以是全身性因素。局部因素主要是由于肿瘤生长相对过快，原发肿瘤坏死破溃或侵蚀主要血管引起出血，也可因肿瘤晚期出现弥漫性血管内凝血引起全身广泛性、弥漫性出血。

（二）治疗后不良反应

1. 贫血 贫血是恶性肿瘤常见的症状之一，常因化学治疗或放射治疗引起骨髓造血功能的抑制，加之肿瘤病变出现感染、出血等症状而诱发或加重。

2. 营养不良 肿瘤患者的营养不良是一个恶性循环，由于食欲不振、摄食减少，引起体力活动减少，全身衰弱，消化吸收功能下降，进一步造成厌食，最终导致体重下降，全身衰竭，影响预后。

3. 放射性炎症 放射治疗是治疗肿瘤的主要手段之一。在肿瘤的放射治疗中常伴发一些放射性炎症，应积极预防与治疗，以减轻放射性炎症对治疗的不利影响。常见有放射性口腔炎、放射性肺炎、放射性食管炎、放射性肠炎、放射性膀胱炎等。

4. 心、肝、肾等重要脏器损害　在肿瘤的治疗中，放疗、化疗、靶向治疗及免疫治疗可引起心、肝、肾等重要脏器的损伤，及时发现并给予相应处理，其损害是可逆的；反之则可导致持久性、不可逆性的严重后果。

五、日常管理和预防

对肿瘤患者的管理贵在日常坚持，只有将日常管理渗透在日常生活中，渗透在平素的习惯里，渗透在饮食、运动、作息和情绪的管理中，"不积跬步无以至千里"，只有持之以恒地坚持健康的生活方式才能促进肿瘤康复，才能切实地预防肿瘤。《黄帝内经·上古天真论》中就提到"上古之人，其知道者，法于阴阳，和于术数，食饮有节，起居有常，不妄作劳，故能形与神俱，而尽终其天年，度百岁乃去"。其中"饮食有节，起居有常，不妄作劳"应被所有人视为日常管理的准则。

（一）日常管理

1. 饮食管理　合理的营养摄入是肿瘤患者维持机体功能、增强免疫力、耐受治疗不良反应的基础。肿瘤细胞的异常增殖会消耗大量能量，肿瘤患者往往呈现出明显的异常代谢状态，同时手术、放化疗等治疗手段也会对患者的营养状态产生不同程度的影响，因此饮食管理需要兼顾营养均衡与个体差异。

（1）营养需求与膳食原则

能量供给：肿瘤本身是一种消耗性疾病，患者的能量需求普遍高于健康人群，所以肿瘤患者应给予充足的能量，一般成年患者每日能量摄入在 25 ～ 30kcal/kg。例如，一位 60kg 的患者，每日需摄入 1500 ～ 1800kcal 能量，建议根据患者年龄、性别、体力活动水平、疾病状态及肿瘤治疗等具体情况进行个性化制订，需寻求专业医生帮助。

蛋白质补充：由于肿瘤患者代谢紊乱，疾病本身也可导致蛋白质消耗增加，建议肿瘤患者提高优质蛋白的摄入，推荐摄入量为 1.0 ～ 1.5g/（kg·d），蛋白质的来源最好是鱼、家禽、瘦红肉、鸡蛋、低脂乳制品、坚果、豆制品，尽量少食用加工肉。对于术后或放化疗导致食欲减退的患者，可采用少食多餐的方式，或选择营养补充剂（如乳清蛋白粉、短肽型营养制剂、全营养素制剂）。

碳水化合物：碳水化合物应占总能量的 50% ～ 65%，优先选择全谷物（如燕麦、糙米、全麦面包）、薯类等富含膳食纤维的复杂碳水化合物，避免过多精制糖的摄入。

脂肪：大多数肿瘤患者存在胰岛素抵抗，建议在适当范围内增加脂肪的摄入量，不仅可以降低血糖负荷，还可以增加饮食的能量密度。推荐脂肪摄入量一般不超过总能量的 30%。鉴于脂肪对心脏和胆固醇水平的影响，宜选择单不饱和脂肪酸（如橄榄油、茶油）和多不饱和脂肪酸（如深海鱼油中的 ω–3 脂肪酸），减少饱和脂肪酸（如动物油）和反式脂肪酸（如加工肉）的摄入。

维生素与矿物质：肿瘤患者常因饮食减少、吸收障碍出现维生素（如维生素 C、维生素 D、维生素 B 族）和矿物质（如铁、锌、硒）缺乏。应多食用新鲜蔬菜（每日 500g 以上）、水果（200 ～ 300g/ 天），必要时在医生指导下补充复合维生素和矿物质制剂。如硒元素具有抗氧化和免疫调节作用，可适当增加富含硒的食物（如坚果、动物肝脏、海产品）的摄入。

水：建议每天可摄入 30 ～ 40mL/kg 的水。如果伴有呕吐或腹泻，需额外补充水分。所有液体（汤、牛奶、汤药）都应计入一天的需水量中。

（2）特殊治疗阶段的饮食调整

手术前后：术前应保证营养储备，以高蛋白、高热量、易消化食物为主；术后根据恢复情况逐步过渡饮食，从流食（如米汤、藕粉）、半流食（如粥、软面条）到正常饮食，同时注意补充维生素和矿物质，促进伤口愈合。

放疗期间：放疗易引起口腔黏膜损伤、食欲不振、恶心呕吐等症状。患者应选择清淡、无刺激性食物，避免过热、过冷或粗糙食物，可增加藕粉、山药等健脾开胃的食物；若出现吞咽困难，可将食物打成匀浆或采用鼻饲营养支持。

化疗期间：化疗药物常导致骨髓抑制、胃肠道反应。饮食上需增加富含铁、叶酸、维生素 B_{12} 的食物（如动物血、绿叶蔬菜、豆类）以预防贫血；对恶心呕吐严重者，可在两餐之间进食，选择酸梅、姜片等缓解不适，必要时遵医嘱使用止吐药物并调整饮食方案。

（3）饮食禁忌与误区　避免食用霉变、腌制、烟熏、油炸等可能含有致癌物的食物，如咸菜、腊肉、油条等。控制酒精摄入，酒精不仅会损伤肝脏，还可能与化疗药物产生相互作用，增加不良反应风险。摒弃"饥饿疗法饿死肿瘤细胞"的错误观念，肿瘤细胞会掠夺正常细胞的营养，过度节食反而会导致机体消瘦、免疫力下降，影响治疗效果。

（4）根据体质调整饮食　根据体质选择合适的饮食，不同体质的人对食物的消化吸收能力不同，应根据自己的体质选择合适的饮食。肿瘤患者常见阳性体质和阴性体质。如平素怕冷、进食生冷食物易腹泻的人群多属阳虚体质，应多吃温性食物，避免或少食生冷寒凉食物；平素怕热，容易上火、便秘的人群多属阴虚体质，应多吃平和滋润的食物，避免或少食辛辣及热性食物。肿瘤肥胖患者多属痰湿体质，尽量避免煎炸烧烤类食物，中医讲"鱼生湿肉生痰"，要控制摄入鱼虾肉类食物的量。

（5）根据季节调整饮食 春季应多吃辛味及绿叶类蔬菜，如芹菜、韭菜、小葱、洋葱、韭黄、香菜等。夏季应多吃苦味及瓜类、根茎类食物，如莲藕、苦瓜、冬瓜、丝瓜、黄瓜。秋季多吃酸味及果实类食物，如葡萄干、山楂、莲子、核桃、板栗等。冬季多吃咸味及种子类食物，如海带、紫菜、黑芝麻、黑豆、黑米等。饮食要尽量吃在阳光下自然生长的时令食物，吃应季菜。现在随时可以吃到一年四季和全球各地的食物，建议过季及进口食品只能作为尝鲜，可以偶尔品尝，但不能当作日常饮食。

2. 作息管理 良好的作息是维持机体正常生理功能的重要保障，对于肿瘤患者而言，充足的休息、睡眠有助于缓解疲劳、减轻焦虑、增强免疫力。

（1）作息顺应四时 中医提倡天人合一，顺应四时的变化调整作息时间，可以确保我们的身体与自然界的变化保持和谐，有助于身心健康。中医经典《素问·四气调神大论》明确提出如何顺应四时调整作息时间。具体如下。

春季（立春至立夏）应早睡早起。春季阳气生发，万物萌生，人体阳气逐渐向外生发，精力逐渐旺盛。可以早一点睡觉，以养精血，早一点起床，帮助阳气生发。推荐作息时间：晚上 9～10 点入睡，早晨 5～6 点起床。

夏季（立夏至立秋）应晚睡早起，夏季白天时间长，万物繁盛，人体活力渐入高峰，体力旺盛。推荐作息时间：晚上 10～11 点入睡，早晨 5～6 点起床。夏季中午温度高，适当午睡有助于恢复体力和提高工作效率。但午睡时间不宜过长，控制在 30～40 分钟为宜。

秋季（立秋至立冬）应早睡早起。秋季昼夜温差增大，晚上温度较低，早睡有助于身体保暖；早上气温凉爽，早起有利于提神醒脑。推荐作息时间：晚上 9～10 点入睡，早晨 5～6 点起床。

冬季（立冬至立春）应早睡晚起。冬季天寒地冻，人体应该顺应自然界特点而适当减少活动，早睡晚起有利于阳气的潜藏和阴精的积蓄。推荐作息时间：晚上 9～10 点入睡，早晨 6～7 点起床。

（2）作息宜养成规律 地球上的所有生物，包括人类都有昼夜节律的生物钟，"日出而作，日落而息"是对这一节律的最朴素的阐述，人体的细胞、组织、器官和神经都遵循这个规律，需要在夜里有充分的休息，白天才能正常工作，身体养成固定的昼夜节律，即形成了生物钟，生物钟能够调节生物体的多种生理和行为活动，如睡眠觉醒周期、体温、血压、心率、代谢率、激素分泌节律等。如果经常熬夜，一旦破坏这个昼夜节律，将会引起一系列节律紊乱，导致激素分泌紊乱，进而引起代谢失调、免疫功能下降。

（3）保证户外活动时间 光照是影响生物钟节律的重要因素之一，其变化通过视觉通路向大脑中的生物钟结构发送信号以调整生理和行为活动，同时还可以通过非视觉通路影响大脑功能。阳光照射对人体有非常重要的作用，不仅影响情绪、睡眠，还可以影响维生素 D 的生成，50%～90% 的维生素 D 需要通过太阳光来合成和吸收，维生素 D 的持续缺乏与代谢性疾病、自身免疫性疾病、肿瘤有较大相关性。研究建议每天晒太阳的最佳时长为 1.5 小时，阴天和秋冬季节可适当延长。最佳时间段是上午 10 点至下午 4 点，这段时间阳光较为充足，同时紫外线强度相对较弱。根据季节变化，可以选择不同的时间段。例如，夏季可以选择上午 9 点至 10 点，春秋季节选择上午 10 点至 11 点，冬季选择中午 11 点至 12 点。

3. 运动管理　运动对肿瘤的康复及预防均有积极作用。通过积极参与体育活动，可以增强体质，提高抵抗癌症的能力。很多患者笼统地认为肿瘤是消耗性疾病，需要静养，避免体力消耗是不对的。建议根据患者的疾病类型、治疗阶段和身体状况，选择合适的运动方式和强度，良性肿瘤患者可以适当增加运动强度，而恶性肿瘤患者在治疗期间建议根据自身身体条件决定是否运动。术后、放化疗期间建议静养为主，可进行散步等轻度活动。还可以依据季节不同选择合适的运动，春秋季适合进行户外活动，夏季阳光强烈，体力消耗大，可以早晚进行户外活动，但活动量不宜太大，冬季气温低，可以在室内进行一些轻度的运动，保持活力和灵活性。适合肿瘤患者的运动类型如下。

（1）有氧运动　基于人的身体特征、以健康为主要目的的有氧运动主要有以下六类，可以根据自身的身体状况、环境因素、锻炼后的适应程度等选择和调整适合自己的运动并加以坚持。

1）瑜伽：瑜伽是一种温和的运动，可以舒展肌肉、增强体质，还可以通过拉伸增强身体的平衡感。每周进行 1～2 次，每次 30 分钟左右。

2）太极拳：太极拳是一种温和的全身运动，适量练习可以促进血液循环，增强体质。每周进行 2～3 次，每次 20～30 分钟。

3）八段锦：八段锦作为一种古老的健身功法，不仅能够增强人体柔韧性和耐力，还可以促进血液循环，锻炼骨骼肌肉、通便促消化、增强肺活量，并有助于增强免疫力。可每日进行 1 次。

4）慢跑：有余力者可以从短时间的慢跑开始，每次 10～15 分钟，逐渐增加至每次 30 分钟，每周进行 3～4 次。慢跑时要注意不要过度，以免导致肌肉损伤，结束后要及时补充水分。

5）快走：每次 20～30 分钟，每周进行 3～4 次。在快走时，要选择合适的鞋子，并且保持良好的姿势，避免过度劳累。

6）游泳：如果条件允许，游泳是肿瘤患者的一个很好的选择。可以选择蛙泳，每次20～30分钟，每周进行2～3次。游泳可以增强体质，降低体脂率，对病情恢复有益。

（2）力量训练 肿瘤肥胖患者可进行基础力量训练，如俯卧撑、深蹲、仰卧起坐等，每个动作做2～3组，每组8～10次，每周进行2～3次。力量训练可加强肌肉力量，提高基础代谢率。运动时避免剧烈运动，增加身体消耗，不利于肿瘤患者康复。注意循序渐进，逐渐增加运动时间和强度。在运动过程中要密切关注身体状况，可以佩戴运动手表监测心率、血氧等，如出现不适，应立即停止运动并寻求帮助。

4. 体重管理 肿瘤患者的体重管理目标是维持体重在一个合理的健康范围内。合理的健康体重会根据个人的身高、体型、性别和年龄等因素有所差异。

正常人应控制在18.5～24之间，＞24则为超重，建议肿瘤患者尽量维持在此区间之内，可从以下4个方面去改善体重。

（1）改善身体组成 维持健康体重不仅仅是减轻体重，更重要的是改善身体组成，即减少体脂率，增加肌肉量。尤其内脏脂肪，过量的内脏脂肪组织可导致机体处于慢性炎症状态，此种状态是突变、致癌和肿瘤细胞增殖的潜在触发因素。对肿瘤患者的生存时间及辅助治疗的疗效存在直接或间接的影响。

（2）提高生活质量、改善心理状态 肿瘤患者进行体重管理可以提高身体的灵活性和耐力，使患者更容易进行日常活动和运动。通过改变自身形象、释放负面情绪及增强对身体掌控力以缓解患者心理压力，改善其心理健康状况。

（3）提高生存率、减少复发风险 维持健康体重有助于降低体内雌激素水平，降低"补给"肿瘤细胞营养的血糖和胰岛素水平，减少肿瘤扩散，降低肿瘤复发风险，提高生存率。

（4）避免快速减重增重，注重长期维持 维持健康体重不仅仅是一个短期的目标，更重要的是长期维持健康的体重和身体组成。快速减重手段，如极端饮食、过度锻炼等会对肿瘤患者的健康和治疗产生负面影响。应设定合理减重速度，每周减重0.5～1kg，同时应养成良好的饮食和运动习惯，可以长期保持健康的体重和体型，避免反弹和复胖。同时，对轻体重者也要避免短时间内体重增加过快。

5. 体力、脑力与心理管理

（1）体力脑力管理 对体力脑力的管理至关重要，临床常见一种疾病叫疲劳综合征，是一组以持续或反复发作的疲劳为主要特征，伴有多种神经、精神症状的症候群。主要由长期过度劳累（包括脑力和体力）、饮食生活不规律、工作压力和心理压力过大等因素造成，长期的精神压力会导致神经、内分泌、免疫等系统功能紊乱，从而引发疲劳综合征。长期的身体和心理疲劳会破坏人体的免疫功能，使原本不表达的癌细胞在失去免疫系统的抑制后开始表达，增加了肿瘤的发生风险。长期的精神紧张、压力过大等因素会导致神经内分泌系统紊乱，进而影响免疫系统的正常功能，使机体对癌变细胞的监控和清除能力下降。在疲劳状态下，机体的修复和再生能力减弱，而癌变细胞的生长速度加快，进一步增加了肿瘤的风险。所以不要过度透支，保持健康的生活方式和乐观、积极的心态，避免长期精神紧张和压力过大，保持良好的体力、脑力也是预防肿瘤的重要方式。

（2）心理管理　对肿瘤患者来说，保持良好的心态和愉快的情绪，对肿瘤康复非常重要。面对肿瘤这样的挑战，患者会感到沮丧、无助和焦虑，我们希望患者积极应对生活中的挫折和坎坷，克服悲伤、焦虑、痛苦、急躁的情绪，善于发现生活中的欢乐，保持开朗的性格和宽广的胸襟，可以通过写日记、与亲友交流、参加病友会等方式释放压力，避免因情绪波动对身体的影响，还可以积极主动寻求肿瘤医生、心理医师的帮助。

（二）预防

职业和环境因素导致的癌症大约占 10%，肿瘤患者在日常生活中要尽可能减少与致癌物质的接触，如放射线及有致癌作用的化学物和污染物。同时，还要远离致癌因素和积极治疗癌前病变。

1. 吸烟　吸烟是多种癌症的主要诱因，包括肺癌、喉癌、食管癌等。据研究，长期吸烟者患肺癌的风险是非吸烟者的数十倍。

2. 饮酒　过度饮酒与肝癌、肠癌、乳腺癌等多种癌症的发生有关。酒精的摄入量越多，患癌风险越高。

3. 危险食品　腌制食品、霉变食品、熏制食品、油炸食品、烧烤食品等，可能增加胃癌、大肠癌、胰腺癌等癌症的发病率。

4. 化学物质　长期接触某些化学物质，如含铅化合物、双氯甲醚、亚硝胺、砷、镍等，可能破坏细胞内的 DNA 结构，导致基因突变，从而引发癌症。

5. 农药和化肥　农业生产中使用的农药和化肥可能残留在食物中，长期摄入可能增加患癌风险。

6. 放射线　长期接触各类放射线或处于电离辐射高的环境，如 X 射线、γ 射线等，可能导致身体出现癌变。

7. 紫外线　长期暴露在阳光下，紫外线可能损伤皮肤细胞，导致皮肤癌。

8. 病毒感染　某些病毒，如乙型肝炎病毒、丙型肝炎病毒、EB 病毒等，感染人体后可能刺激细胞发生癌变。

9. 积极治疗癌前病变　常见的癌前病变包括黏膜白斑、慢性子宫颈炎、纤维囊性乳腺病、结肠多发性息肉病、慢性胃溃疡和萎缩性胃炎、慢性胆囊炎合并胆石症、胆囊息肉、结节性肝硬化、皮肤慢性溃疡、子宫内膜和支气管黏膜等处上皮重度非典型增生等。积极治疗癌前病变，对预防肿瘤意义重大。

第五章　慢性呼吸系统疾病

慢性呼吸系统疾病是指病程较长、进展缓慢且持续存在的呼吸系统疾病，通常表现为气道、肺实质或肺血管等部位的慢性炎症、结构改变或功能异常。临床以反复咳嗽、咳痰、胸闷、呼吸困难、气短乏力等为主要症状。常见的慢性呼吸系统疾病包括慢性支气管炎、支气管哮喘、慢性阻塞性肺疾病、支气管扩张、间质性肺疾病、慢性肺源性心脏病、慢性呼吸衰竭等。

慢性呼吸系统疾病其病程漫长，且呈进行性加重趋势，疾病进展的速度和程度因个体差异、疾病类型及治疗情况而异。在疾病进展过程中，患者可能出现肺功能逐渐下降、并发症增多及生活质量下降等情况。特别是慢性阻塞性肺病、支气管哮喘在全球范围内具有较高的发病率，且逐年上升，尤其在发展中国家和老年人群体中更为突出，严重影响患者的生活质量，加重社会经济负担。

综上所述，通过加强预防与控制策略、提高诊断和治疗水平及加强康复与护理，可以为慢性呼吸系统疾病患者提供更好的治疗和支持，减轻疾病负担并提高患者的生活质量。

第一节　慢性阻塞性肺疾病

一、概述

慢性阻塞性肺疾病（chronic obstructive pulmonary disease，COPD，简称慢阻肺）是一种常见的、可预防和可治疗的慢性气道炎症性疾病。慢阻肺是一种异质性肺部病变，其特征是气道异常（支气管炎、细支气管炎）和（或）肺泡异常（肺气肿）所致的慢性呼吸系统症状（呼吸困难、咳嗽、咳痰、急性加重），通常表现为持续性、进行性加重的气流阻塞。慢性阻塞性肺疾病全球倡议（Global Initiative for Chronic Obstructive Lung Disease，GOLD）指出，由于慢阻肺危险因素的持续存在和人口老龄化，其经济负担正在逐年增加。同样，慢阻肺也是我国最常见的慢性呼吸系统疾病，患病率高，疾病负担重。2018年中国肺部健康研究显示，我国40岁以上人群中慢阻肺发病率达13.7%，全国慢阻肺总患者数约1亿人。2019年，我国慢阻肺总死亡人数已达 104 万，已成为继心脑血管疾病、恶性肿瘤外的第三大死因，占全球慢阻肺死亡总人数的三分之一。慢阻肺已成为严重危害公众健康的重大慢性呼吸系统疾病。

根据慢阻肺的临床表现特点，属于中医学"肺胀""喘证"等范畴。慢阻肺的形成是一个反复加重、迁延不愈的过程，起初以慢性咳嗽为表现，随着疾病发展，患者逐渐出现气促、喘息等症状；在疾病后期，则出现严重肺气肿及肺源性心脏病的临床表现。肺胀是由多种慢性肺系疾患反复发作，迁延不愈，导致肺气胀满，不能敛降，临床以咳嗽、咳痰、喘息气促、胸部膨满、憋闷如塞或唇甲发绀、心悸浮肿等为主要表现，甚者可出现昏迷、痉厥、出血、喘脱等危重证候。早在《黄帝内经》中就有肺胀的记载，《灵枢·胀论》曰："肺胀者，虚满而喘咳。"《灵枢·经脉》曰："肺手太阴之脉……是动则病，肺胀满膨膨而喘咳。"原文指出肺胀的病机在于虚，属于虚实相兼的复杂证候，以活动后胸部胀满、喘咳为主要临床表现。隋代巢元方《诸病源候论·咳逆短气候》中指出肺胀的病因为久病肺虚，阐述其病机："肺虚为微寒所伤则咳嗽，嗽则气还于肺间则肺胀，肺胀则气逆，而肺本虚，气为不足，复为邪所乘，壅否不能宣畅，故咳逆短乏气也。"《金匮要略·肺痿肺痈咳嗽上气病脉证并治》对肺胀做了详细论述，如"上气喘而躁者属肺胀，欲作风水，发汗则愈。""咳而上气，此为肺胀，其人喘，目如脱状，脉浮大者，越婢加半夏汤主之。""肺胀咳而上气，烦躁而喘，脉浮者，心下有水气，小青龙加石膏汤主之。"明确提出了肺胀病机、证候分类及代表方剂。元代朱丹溪《丹溪心法·咳嗽》曰："肺胀而嗽，或左或右不得眠，此痰夹瘀血，碍气而病，宜养血以流动乎气，降火疏肝以清痰。"提出本病病机主要在于痰瘀阻肺。

明清时期医籍对肺胀的病因病机、临床证候、辨证论治都有较为深入的阐述，清代李用粹《证治汇补·咳嗽》认为肺胀："又有气散而胀者，宜补肺，气逆而胀者，宜降气，当参虚实而施治。""肺胀者，动则喘满，气急息重，或左或右，不得眠者是也。"他提出了肺胀本虚标实、虚实夹杂的病机理论。清代张璐《张氏医通·肺痿》曰："盖肺胀实证居多。"实为其感邪发作时的病机。后世医家秦景明在《症因脉治》中则强调肺胀的发病机制是"内有郁结，先伤肺气，外复感邪，肺气不得发泄，则肺胀作矣"。之后的张石顽认为肺胀为肾虚肺燥、痰浊内停所致者，方用仲景越婢汤加千金麦门冬汤，除半夏、生姜之辛燥，更以玉竹、白蜜之甘润，忌用耗气动血之品。亦有气虚而喘者，用局方七气汤加重人参的用量，加肉桂、半夏、炙甘草、生姜等。

二、致病因素

（一）西医病因和发病机制

慢阻肺的发病机制尚未完全阐明，与年龄、肺部发育不良、家族遗传等因素相关。而吸烟是本病发生最常见的危险因素，生物燃料的使用亦是发展中国家女性患病的重要原因。上述危险因素可引起气道炎症、蛋白酶、抗蛋白酶失衡及氧化应激反应等多途径参与本病的发生。

1. 宿主因素

（1）基因　先天性的 α1-抗胰蛋白酶缺乏是目前已知的导致慢阻肺发病的遗传危险因素。同时观察到气流阻塞在重度慢阻肺吸烟人群中具有显著的家族性风险，这提示遗传因素可能影响本病的易感性。

（2）年龄和性别　年龄通常被列为慢阻肺的危险因素。随着年龄的增长，气道和肺实质的老化部分会出现类似于慢阻肺相关的结构改变。近年来，发达国家研究表明，本病发病男女比例相当，但女性较男性对烟草的作用更敏感，在相同的吸烟模式下女性患病更严重。

（3）肺脏生长和发育　妊娠、出生、儿童及青春期的危险因素暴露影响肺的发育和生长。一项大规模研究证实，在胚胎及儿童期，任何可影响肺脏生长的因素均具有潜在的增加慢阻肺发病风险的作用。妊娠期间吸烟，可能会影响子宫内胎儿肺脏的生长发育及免疫系统的形成，进而使胎儿面临日后患病的风险。早期的烟草暴露与婴儿期呼吸道感染、家庭生活过度拥挤之间存在协同作用，导致肺功能下降。

2. 有害物质接触

（1）吸烟　吸烟是目前最常见的导致慢阻肺的危险因素。与不吸烟者相比，吸烟者出现呼吸道症状和肺功能异常的概率更高，每年第一秒用力呼气量（FEV_1）下降的速度更快，慢阻肺的死亡率更高。同时，被动吸烟者因吸入的颗粒物增加了肺脏总负担，也会导致慢阻肺的发生。

（2）职业粉尘与化学物质　职业暴露包括有机和无机粉尘、化学物质、烟雾等。一项横断面观察性研究显示，患者报告的工作场所粉尘及烟雾暴露，不仅与气流受限和呼吸道症状增多相关，且肺 CT 检查显示存在更多肺气肿和气道陷闭等表现。

（3）生物燃料　木材、动物粪便、农作物残梗、煤炭等在明火或通风不佳的火炉中燃烧，可导致很严重的室内空气污染，亦是导致慢阻肺的一个很重要的危险因素。

（4）空气污染　城镇空气严重污染对患有心肺疾病的患者有较大危害。最近，来自国内的 2 项横断面研究表明空气中悬浮颗粒物的水平与慢阻肺的患病率相关。

3. 感染　反复感染（细菌或病毒）在慢阻肺的发生与疾病进展中起一定作用，细菌定植与气道炎症有关，并在急性发作中发挥重要作用。幼年时有严重的呼吸道感染史与成年时肺功能下降及呼吸道症状增加有关。感染的易感性在慢阻肺急性加重期有重要作用，但是对如何发病尚不清楚。此外，结核病还是慢阻肺的一种鉴别诊断和潜在的共患疾病。

（二）中医病因和病机

本病的发生，多因久病肺虚，痰浊潴留，每因复感外邪使病情加剧。

1. 内伤久咳、支饮、喘哮、肺痨等慢性肺系疾患，迁延失治，以至于痰浊潴留，气还肺间，日久导致肺虚，成为发病的基础。

2. 肺虚则卫外不固，外邪六淫每易反复乘袭，诱使本病发作，病情日益加重。病变首先在肺，继而影响脾、肾，后期病及于心。因肺主气，开窍于鼻，外合皮毛，主表、卫外，故外邪从口鼻、皮毛入侵，每多首先犯肺，导致肺气宣降不利，上逆而为咳，升降失常则为喘。久则肺虚而致主气功能失常。若肺病及脾，子耗母气，脾失健运，则可导致肺脾两虚。肺虚及肾，肺不主气，肾不纳气，可致气喘日益加重，吸入困难，呼吸短促难续，动则更甚。肺与心脉相通，肺气助心运行血脉，肺虚治节失职，久则病及于心。心阳根于命门真火，如肾阳不振，进一步导致心肾阳衰，可以出现喘脱等危候。

病理因素主要为痰浊水饮与瘀血互为影响，兼见同病。病初因肺气郁滞、脾失健运，津液不归正化而成，渐因肺虚不能化津，脾虚不能转输，肾虚不能蒸化，痰浊愈益，潴留于肺，喘咳持续难已。痰从寒化成饮，若病程中复感风寒，则可成为外寒内饮之证。感受风热或痰郁化热，可表现为痰热证。如痰浊壅盛，阻塞气道或肺虚不能吸清呼浊，清气不足而浊气有余，浊邪害清，痰蒙神窍，则可发生烦躁、嗜睡、昏迷等变证。若痰热内郁，热动肝风，可见肉瞤、震颤，甚则抽搐，或因动血而致出血。

痰、饮、水、湿同出一源，俱属津液停积而成，又可相互转化。如阳虚阴盛，气不化津，痰从阴化为饮为水，饮留上焦，迫肺则咳逆上气，凌心则心悸、气短；痰湿困于中焦，则纳减呕恶，脘腹胀满，便溏；饮溢肌肤则为水肿尿少；饮停胸胁、腹部而为悬饮、水臌之类。

痰浊蕴肺，病久势深，肺气郁滞，不能调节心血循行，"心主"营运过劳，心气、心阳虚衰，无力推动血脉，可见心悸、脉结代，唇、舌、甲床紫绀，颈脉动甚。肺脾气虚，气不摄血，可致咯血、吐血、便血等。心主血而肝藏血，肝主疏泄，为调血之脏，心脉不利，肝脏疏调失职，血郁于肝，瘀结胁下，则致癥积。综上所述，病理因素之间互有影响和转化，如痰从寒化则成饮；饮溢肌表则为水；痰浊久留，肺气郁滞，心脉失畅则血郁为瘀；瘀阻血脉，"血不利则为水"。但一般早期以痰浊为主，渐而痰瘀并见，终致痰浊、血瘀、水饮错杂为患。

三、主要临床表现

慢阻肺起病隐匿，进展缓慢，常有反复呼吸道感染及急性加重病史。主要症状是慢性咳嗽、咳痰和呼吸困难，早期可以没有明显的症状，随病情进展症状日益显著，咳嗽、咳痰通常在疾病早期出现，而后期则以呼吸困难为主要表现。吸入支气管舒张剂后 $FEV_1/FVC < 70\%$，诊断为存在持续气流受限，是慢阻肺的肺功能诊断标准。

（一）病史特征

1. 吸烟史 多有长期较大量的吸烟史。

2. 职业性或环境有害物质接触史 较长期粉尘、烟雾、有害颗粒或有害气体接触史；家庭烹饪和取暖燃料产生的烟雾接触史。

3. 家族史 慢阻肺有家族聚集倾向。

4. 发病年龄及多发季节 多于中年以后发病，症状好发于秋冬寒冷季节，常有反复呼吸道感染及急性加重史。随病情进展，急性加重愈渐频繁。

5. 可合并慢性肺源性心脏病史 慢阻肺后期出现低氧血症和（或）高碳酸血症，可并发慢性肺源性心脏病。

（二）临床表现

1. 主要症状

（1）咳嗽 通常为慢阻肺的首发症状，起初咳嗽为间歇性，随病程发展可致终身不愈。常表现为晨间咳嗽明显，夜间阵咳或排痰。

（2）咳痰 慢阻肺通常咳少量白色黏液或浆液泡沫样痰，偶尔带血丝，清晨排痰较多。急性发作期痰量增多，可有脓性痰。

（3）气短或呼吸困难 早期在较剧烈活动时出现，后逐渐加重，以致在日常活动甚至休息时也感到气短，为慢阻肺最重要的临床表现。

（4）喘息和胸闷 尤其是重度患者在急性加重时出现喘息。

（5）其他晚期患者出现全身症状 如体重下降、食欲减退、外周肌肉萎缩、精神抑郁、焦虑等。

2. 体征

（1）视诊　胸廓前后径增加，肋间隙增宽，剑突下胸骨下角增宽，称为桶状胸。部分患者呼吸变浅，频率增快，严重者可有缩唇呼吸等。

（2）触诊　双侧语颤减弱。

（3）叩诊　肺部过清音，心浊音界缩小，肺下界和肝浊音界下降。

（4）听诊　两肺呼吸音减弱，呼气期延长，部分患者可闻及湿啰音和（或）干啰音。

3. 实验室和其他辅助检查

（1）肺功能检查　是判断持续气流受限的主要客观指标。吸入支气管扩张剂后，$FEV_1/FVC < 70\%$，可确定为持续气流受限。肺总量（TLC）、功能残气量（FRC）和残气量（RV）增高，肺活量（VC）降低，表明肺过度充气。

（2）胸部 X 线检查　慢阻肺早期胸片无异常表现。后期可出现肺纹理增粗、紊乱等非特异性改变，也可出现肺气肿征象，有时可见肺大疱形成。X 线胸片改变对慢阻肺诊断的特异性不高，但对其他肺疾病的鉴别诊断具有重要价值，同时对确诊自发性气胸、肺炎等常见并发症也有重要意义。

（3）胸部 CT 检查　胸部 CT 检查可显示慢阻肺的小气道病变、肺气肿表现及并发症，但主要临床意义在于排除其他具有相似症状的呼吸系统疾病。高分辨率 CT 对辨别小叶中央型或全小叶型肺气肿、确定肺大疱的大小和数量具有较高敏感性和特异性，对预估肺大疱切除或外科肺减容手术等效果有一定价值。

（4）血气检查　对确诊低氧血症、高碳酸血症、酸碱平衡失调及判断呼吸衰竭的类型有重要意义。

4. 其他　慢阻肺合并细菌感染时，外周血白细胞计数增高，核左移。痰培养可能查出病原菌。

四、鉴别诊断

根据吸烟等高危因素史、临床症状和体征等资料，临床可怀疑为慢阻肺。肺功能检查是确定慢阻肺持续气流受限的必备条件，吸入支气管扩张剂后，一秒率 $FEV_1/FVC < 70\%$ 为存在持续气流受限的判断界限，若能同时排除其他已知病因或具有特征性病理表现的气流受限疾病，则可明确诊断为慢阻肺。

1. 慢阻肺与哮喘　慢阻肺多为中年发病，症状缓缓进展，多有长期吸烟史；哮喘多为儿童或青少年期起病，且症状起伏大，常伴有过敏史、鼻炎和（或）湿疹等，部分患者有哮喘家族史。大多数哮喘患者的气流受限有显著的可逆性，合理吸入糖皮质激素等药物常能有效控制病情，是与慢阻肺相鉴别的一个重要特征。但是，部分病程长的哮喘患者可发生气道重塑，气流受限的可逆性减小，两者的鉴别诊断较为困难。此时应根据临床诊断及实验室检查进行鉴别。在少部分患者中，这两种疾病可重叠存在。

2. 慢阻肺与其他疾病

（1）引起慢性咳嗽、咳痰症状的疾病如支气管扩张、肺结核、肺癌、特发性肺纤维化、弥漫性泛细支气管炎等。

（2）引起劳力性气促的疾病，如冠心病、高血压心脏病、心脏瓣膜疾病等。

（3）其他原因导致的呼吸气腔扩大，呼吸气腔均匀规则扩大而不伴有肺泡壁破坏时，虽不符合肺气肿的严格定义，但临床上也常习惯称为肺气肿，如代偿性肺过度充气、老年性肺气肿。临床表现可出现劳力性呼吸困难和肺气肿体征。需要综合分析临床资料以鉴别。

五、日常管理和预防

（一）日常管理

慢阻肺患者按照疾病分期，分为稳定期和急性加重期，主要通过健康教育和自我管理来开展日常健康管理。急性加重的患者经过治疗后病情大多可明显好转并进入稳定期，如稳定期患者经积极自我管理，可预防急性加重或明显减少急性加重的次数，减轻急性加重的程度，从而有效延缓肺功能下降的速率和病情的进展。因此，基于肺功能、症状及未来急性加重风险等综合因素进行评估，制订稳定期慢阻肺个体化治疗与管理方案，实施长期、规律的药物治疗和非药物治疗，以减轻患者的呼吸系统症状、改善运动耐力和健康状况、减缓疾病进展、减少急性加重频次、降低病死率、改善患者结局。同时，减轻患者家庭和社会的经济负担，提高生活质量。

1. 健康教育　通过健康教育工作，对患者进行慢阻肺相关知识的普及，使患者全面了解慢阻肺疾病相关知识，学会日常管理相关知识。

（1）疾病相关知识教育　主要包括戒烟的重要性、慢阻肺病理生理与临床基础知识、长期规律使用药物的重要性、吸入药物和吸入装置的正确使用方法、需要到医院就诊的时机、呼吸康复锻炼相关的原则、知识及注意事项、慢阻肺急性加重时的临床表现及急救处理方法等方面。

（2）药物相关宣教　稳定期慢阻肺患者需要遵循个体化原则，长期规律使用吸入药物进行治疗。其中以患者使用装置的能力、吸气流速和手口协调操作能力为最重要的影响因素。应用吸入药物治疗时，在吸入前，建议让患者先主动咳嗽，如有痰声，可酌情进行气道廓清，清除痰液后再吸入药物，有利于药物最终到达效应部位。

（3）呼吸康复相关宣教 非药物干预是稳定期慢阻肺患者治疗的重要组成部分，与药物治疗起到协同作用。包括患者管理、呼吸康复治疗、家庭氧疗、家庭无创通气、疫苗、呼吸介入治疗、外科治疗等。其中呼吸康复治疗可以减轻患者呼吸困难症状、提高运动耐力、改善生活质量、减轻焦虑抑郁症状、减少急性加重后4周内再住院风险，规律的运动训练是呼吸康复的核心内容。每个稳定期慢阻肺患者应经过全面评估后给予相应的运动训练处方。呼吸康复可以在医院、社区和居家等场所开展。部分慢阻肺患者在行走、穿鞋、穿衣、洗漱等日常活动中会感觉到气短、呼吸费力，无法完成日常活动，应该加强患者居家康复、节能指导。

2. 自我管理 树立患者自我管理疾病的意识。慢阻肺病程长，反复发作，不仅在急性加重期要给予积极合理治疗，稳定期的自我管理亦极为重要，患者通过有效的自我管理可延缓疾病进展。因此，慢阻肺患者应树立"久病成良医"的自我管理意识，让自我管理成为日常生活习惯，通过自身努力，积极改善症状，提高生活质量。

（1）避免接触环境危险因素 慢阻肺患者要避免在封闭式灰尘、粉尘、颗粒物环境及没有良好通风的场地工作，避免从事采矿、接触有害化学物质的工作。在空气污染明显的地区，如果经济条件允许可安装空气净化器，出门佩戴防尘口罩。如果条件允许，改变使用柴火、煤炭、动物粪便等燃料取暖做饭的生活方式，争取换用清洁燃料，加强居室和厨房通风。

（2）注意防寒、保暖、预防感冒 慢阻肺患者机体免疫力较低，特别是当气温骤降或偏低时，外出时需保暖、佩戴口罩，尽量减少外出时间。

（3）避免误吸、呛咳，进行排痰训练 饮水、进食时动作需减慢，避免异物进入气管，引起肺部感染。在日常生活中，应做好排痰训练，将呼吸道分泌物及痰液排出体外。家属可叩拍患者胸背部协助患者排痰，叩拍背部的手法为五指并拢，掌部呈空心，方向从背部由下往上，由外向内叩拍，用力应适中，不能太轻，太轻不能达到有效排痰的效果，也不能太重，应在患者感觉能承受的范围内。

（4）用药管理 慢阻肺稳定期患者需要长期使用药物，包括支气管扩张剂，以及支气管扩张剂与吸入性糖皮质激素的各种联合吸入制剂等。此外，还有口服茶碱类药物，有慢性咳嗽、咳痰的患者可以口服黏液溶解剂。含有激素类的吸入药物使用后需漱口，保持口腔清洁。慢阻肺需长期用药，不得擅自停药、减量。

（二）预防

1. 戒烟干预　戒烟可减少慢阻肺的急性加重频率，改善慢阻肺患者症状和肺功能，延缓病情进展，从而提高其生活质量，是所有因吸烟导致慢阻肺患者的关键干预措施。在传统药物治疗的基础上，对慢阻肺患者施行戒烟干预，这在改善慢阻肺稳定期患者的临床症状、活动耐力、肺功能等方面均优于单纯药物治疗。戒烟干预联合呼吸锻炼可提高短期内的戒断率，戒烟后短期内即可有效改善患者的呼吸道状况及生活质量，对控制病情进展及提高患者的生活质量有重要意义。对于吸烟的慢阻肺患者，医务人员应进行戒烟干预，要做好戒烟的随访工作，随访时间至少半年，且半年内随访次数不宜少于 6 次。

2. 营养干预　营养不良是慢阻肺常见并发症之一。慢阻肺患者由于气道阻力增加、有效肺顺应性降低、呼吸肌持续做功等因素导致呼吸能耗增加，患者静息及体力活动时能量消耗均增加；同时慢阻肺患者由于年龄、独居等社会因素致营养摄入量减少。此外，由于缺氧、高碳酸血症、抗生素及茶碱类药物的刺激可损伤胃肠道黏膜，使胃肠黏膜瘀血，引起胃肠功能紊乱而影响营养状况。超过 60% 的中国慢阻肺患者存在营养不良，严重影响患者身体健康，故营养干预对慢阻肺患者治疗及预后的重要性逐渐得到重视。特别是对稳定期慢阻肺患者予以针对性的饮食指导，不仅能改善患者的营养状况，而且有利于保护肺通气功能。营养干预可促进慢阻肺患者尤其是营养不良的患者体重增加，还可提高患者呼吸肌力及总体健康相关生命质量，改善 6 分钟步行试验结果及皮褶厚度等。对于长期营养不良的慢阻肺患者，在常规治疗的基础上进行合理的营养支持治疗还有助于血清白蛋白浓度升高，提高机体免疫力，减少患者住院次数。口服营养补充剂还可减少慢阻肺患者住院时间及住院费用。由此可见，营养干预在慢阻肺患者的治疗中有非常重要的作用。

为了更好地实施营养干预，不仅要关注营养干预的方式、适应证及禁忌证，还要关注营养制剂的配比，慢阻肺患者应遵循高蛋白质、高脂肪、高维生素、低碳水化合物的饮食原则。食物中的蛋白质、能量、维生素、水是保障慢阻肺患者营养的关键。同时，慢阻肺患者饮食不宜过辣、过饱、过甜、过咸。选择富含蛋白质、易于消化的食物，保持大便通畅。蛋白质含量较高的食物有奶类、蛋类、鱼类等；维生素含量较高的有胡萝卜、西红柿等。避免食用油炸类、豆类、碳酸饮料类等产气食物。除医生要求限制饮水量，慢阻肺患者也需要正确饮水，饮用量约 8 ～ 10 杯（1000 ～ 1500mL），有助于患者排痰、避免便秘。进食前后需漱口，保持口腔通畅。

3. 运动干预　对于慢阻肺患者，如在接受最佳药物治疗后仍有症状出现或身体活动受限，或经历疾病急性加重期病情平稳以后，均应进行呼吸康复。

呼吸功能训练和康复锻炼主要包括：①缩唇呼吸。呼吸时将嘴唇缩紧呈现为吹口哨状或鱼嘴样，将气体从口中缓慢呼出的时间控制在 4～6 秒，每分钟 7～8 次，每次锻炼的时间在 10～20 分钟。②腹式呼吸。将左右手分别放在胸部及腹部肚脐处，用鼻子慢慢吸气，腹部相应隆起，用嘴慢慢呼气，呼至腹部瘪尽为止。③有氧运动。目前适合慢阻肺患者的有氧运动有步行、太极拳，根据慢阻肺稳定期患者的心肺功能综合评估情况来确定运动的强度和时间。

4. 心理干预　对于罹患慢阻肺的患者，丧失了部分生理功能，主观感受和日常活动再不能像以往一样良好和随性，进而社会和家庭角色受到阻碍，如停学、停工，婚姻、亲子关系紧张，而且需要长期的康复治疗，时刻提防疾病的复发和加重，这些势必对心理健康状况造成负面影响。慢阻肺患者通常从确诊开始就会随病情迁延出现性情急躁、担忧及情绪低落等抑郁症状，可能与稳定期慢阻肺共病，并影响疾病预后及患者的生活质量。所以情绪管理很重要，家属要多与患者沟通，给予关心和照顾。要保持心情愉悦，经常笑，因为笑的过程会涉及呼气和吸气，会让胸部肌肉得到拉伸，胸廓扩展，对肺部有疏通作用，可改善肺部气血。

第二节　支气管哮喘

一、概述

支气管哮喘（bronchial asthma，简称哮喘），是世界上最常见的慢性疾病之一，全球约有 3 亿，我国约有 3000 万哮喘患者。各国哮喘患病率从 1%～18% 不等，我国成人哮喘的患病率为 1.24%，由于城市化和生活方式的改变，哮喘患病率呈逐年上升趋势。哮喘病死率为（1.6～36.7）/10 万，我国已成为全球哮喘病死率最高的国家之一，其原因多与哮喘长期控制不佳、最后一次发作时治疗不及时有关，但其中大部分是可预防的，根据全球和我国哮喘防治指南提供的资料，经过长期规范化治疗和管理，80% 以上的患者可以达到哮喘的临床控制。

根据目前的定义，哮喘是一种以慢性气道炎症和气道高反应性为特征的异质性疾病。主要特征包括气道慢性炎症、气道对多种刺激因素呈现的高反应性、多变的可逆性气流受限，以及随病程延长导致的一系列气道结构的改变，即气道重构。临床表现为反复发作的喘息、气急、胸闷或咳嗽等症状，常在夜间及凌晨发作或加重，多数患者可自行缓解或经治疗后缓解。

慢性气道炎症是由多种细胞（嗜酸性粒细胞、肥大细胞、T淋巴细胞、中性粒细胞、平滑肌细胞、气道上皮细胞等）及细胞组分共同参与而导致的一系列累及气道黏膜的慢性炎症，引起气道黏膜下组织水肿、微血管通透性增加、支气管平滑肌痉挛、纤毛上皮细胞脱落、杯状细胞增殖及气道分泌物增加等病理改变。若哮喘长期反复发作，可见支气管平滑肌肥大或增生、气道上皮细胞黏液化生、上皮下胶原沉积和纤维化、血管增生及基底膜增厚等气道重构的表现。在这些慢性病理基础上，当气道受到变应原或其他刺激后，多种炎症细胞释放炎症介质和细胞因子，引起气道上皮损害、上皮下神经末梢裸露等，从而导致气道对各种刺激因子如变应原、理化因素、运动、药物等呈现高度敏感状态，表现为患者接触这些刺激因子时气道出现过强或过早的收缩反应，即气道高反应性（airway hyperresponsiveness，AHR），可在肺功能检查中用支气管激发试验测定。

患者哮喘发作时肺功能检查呈阻塞性通气功能障碍表现：用力肺活量（FVC）正常或下降，FEV_1、FEV_1/FVC 及最高呼气流量（PEF）均下降；残气量及残气量与肺总量比值增加。其中以 $FEV_1/FVC < 70\%$ 或 FEV_1 低于正常预计值的 80% 为判断气流受限的最重要指标。缓解期上述通气功能指标可逐渐恢复。病变迁延、反复发作引起气道重构的患者，其通气功能可逐渐下降，出现不可逆或部分不可逆的气流受限，会降低对吸入激素治疗的敏感性。哮喘患者长期反复发作或感染可致慢性并发症，如慢阻肺、支气管扩张、间质性肺炎和肺源性心脏病等，严重发作时可并发气胸、纵隔气肿、肺不张。

支气管哮喘属中医学"哮病"范畴，为发作性的痰鸣气喘疾病，病性总属本虚标实。从中医理论分析，其病机在于脏腑功能失调，肺不能布散津液，脾不能运化精微，肾不能蒸化水液，以致津液凝聚成痰，痰伏于肺，成为哮病发病的潜在"夙根"，一旦遇到外感、饮食、情志、劳倦等诱因引动而触发，致痰阻气道，肺气上逆。气道挛急而见气息喘促，痰鸣如吼。对于哮喘的记载最早可追溯至《素问·阴阳别论》，曰："阴争于内，阳扰于外，魄汗未藏，四逆而起，起则熏肺，使人喘鸣。"后世《金匮要略》则更形象具体地指出哮喘的临床特点："咳而上气，喉中水鸡声，射干麻黄汤主之。"即发病时喉间有类似青蛙叫声，治疗上以化痰平喘的方药为主。至元代朱丹溪首创"哮喘"病名，提出"专主于痰"，认为哮喘"未发宜扶正气为主，已发用攻邪为主"，这一思想至今仍是中医学界治疗哮喘的基本原则。

二、致病因素

（一）西医病因和发病机制

1. 遗传因素　哮喘发病具有家族集聚现象，亲缘关系越近，患病率越高。哮喘是一种复杂的、具有多基因遗传倾向的疾病，所谓的多基因遗传是指不同染色体上多对致病基因共同作用的结果，这些基因之间无明显的显隐性区别，各自对表现型的影响较弱，但具有协同或累加效应，发病与否受环境因素的影响较大。多基因遗传的特点使哮喘具有明显的遗传异质性，这就意味着某些群体中发现的遗传易感基因在其他群体中不一定能被发现，也使得哮喘相关基因的寻找和鉴定成为一个庞大的工程。近年来对哮喘易感基因的研究更进一步深入到基因 - 环境相互作用的领域。

2. 环境因素　主要包括变应原性和非变应原性因素，其中吸入性变应原是哮喘最重要的激发因素，而其他一些非变应原性因素也可促进哮喘的发生。

（1）变应原性因素

1）室内变应原：尘螨是最常见的室内变应原，还有猫、狗、鸟等宠物的皮毛、唾液、尿液与粪便中的变应原及蟑螂；真菌也是室内空气中的变应原之一，特别是在阴暗潮湿及通风不良的地方，此外真菌也容易生长在制冷、加热、湿化系统中，室内湿化器促进了真菌生长及增加空气传播的危险性。

2）室外变应原：花粉和草粉是最常见的引起哮喘发作的室外变应原，其对哮喘的影响随气候和地域条件而变化。真菌也是室外重要变应原，其诱发哮喘也有季节性。

3）职业性变应原：可引起职业性哮喘的常见的有油漆、谷物粉、面粉、木材、饲料、茶、咖啡豆、家蚕、鸽子、蘑菇、异氰酸盐、邻苯二甲酸、松香、活性染料、过硫酸盐、乙二胺等。

4）食物：如鱼、虾、蟹、蛋类、牛奶等均是常见的变应原，食物中的添加剂如防腐剂、染色剂也可以引起哮喘急性发作。

5）药物：阿司匹林和一些非糖皮质激素类抗炎药是药物所致哮喘的主要变应原，其他一些药物如普萘洛尔（心得安）、抗生素（青霉素、头孢霉素）、水杨酸酯等也可以引起哮喘发作。

（2）非变应原性因素

1）大气污染：空气污染（SO_2、NO_X）及职业中接触的氨气等可致支气管收缩、一过性气道反应性增高并能增强对变应原的反应。日常生活中诱发哮喘的常见空气污染如煤气、油烟、杀虫喷雾剂及蚊香等。

2）吸烟：香烟烟雾是一种重要的哮喘促发因子。吸烟对哮喘的影响已有明确的结论，主动吸烟会加重哮喘患者肺功能的下降，加重病情并降低治疗效果。被动吸烟也是诱发哮喘的重要因素，特别是父母抽烟的哮喘儿童，常因被动吸烟而引起哮喘发作。妊娠期间吸烟也会影响胎儿的肺功能及日后发生哮喘的易感性。

3）感染：流行病学证据证实呼吸道病毒感染与儿童和成人哮喘急性发作均有密切关系。与成人哮喘有关的病毒以鼻病毒和流感病毒为主；呼吸道合胞病毒（RSV）、腺病毒、副流感病毒和鼻病毒则与儿童哮喘发作关系较为密切。因急性呼吸道合胞病毒感染住院的儿童在 10 年后有 42% 发生哮喘。婴幼儿期的细菌感染，尤其是肺炎衣原体感染，对成年后哮喘的发生也起重要作用。

4）月经、妊娠等生理因素：有些女性哮喘患者在月经期前 3 ～ 4 天有哮喘加重的现象，这与经前期黄体酮的突然下降有关。妊娠也是诱发哮喘加重的因素之一。若母亲已有特异性体质，又在妊娠期接触大量的变应原或受到呼吸道病毒，特别是 RSV 的感染，即可能增加其 Th2 调控的变态反应，加重胎儿出生后变态反应和哮喘发病的可能性。

5）精神和心理因素：部分哮喘的发生和加重与精神和心理因素有关。有报道称 70% 的患者哮喘发作受心理因素影响，哮喘患者常见的心理异常表现为焦虑、抑郁、过度的躯体关注等。

6）运动：运动诱发支气管哮喘发作是较为常见的问题。跑步、爬山等运动易诱发轻度哮喘或稳定期哮喘发作。

7）其他：有报道称微量元素缺乏，主要是缺铁、缺锌等可能诱发哮喘。也有研究认为肥胖或高体重指数与哮喘高患病率之间存在相关性。

（二）中医病因和病机

1.体虚病后，易感而发　哮病的发生根源在于自身正气亏虚，或因禀赋不足，或因久病失养。如《临证指南医案·哮》中称哮喘为"幼稚天哮"，即指出此病关键在于先天禀赋不足。《万病回春》云："凡遇天阴欲雨，便发齁喘……亦有子母相传者"，不难看出哮喘具有遗传性。而久病脏腑虚损同样是哮喘发生发展的重要原因。如《圣济总录·呷嗽》曰："治肺脏气积，喉中呷嗽不止，皆因肺脏虚损，致劳气相侵。"哮病日久，反复发作，多以肺、脾、肾等脏器虚弱之候为主，素质不强者，多以肾虚为主，而病后所致者多以肺脾虚为主。

2.外邪侵袭　气候变化为哮喘发作的主要诱因。外邪侵袭，内合于肺，"伏痰"

遇感引触，痰随气升，气因痰阻，相互搏结，壅塞气道，而致痰鸣如吼，气息喘促。《医方考·哮喘门第十六》言："一受风寒，则脏气为寒邪所闭，不得宣越，故作哮喘。"《四圣心源》云："轻则但作于秋冬，是缘风邪之外束，重则兼发于夏暑，乃由湿淫之内动。"此外，吸入花粉、烟尘、异味气体等，影响肺气的宣发，津液凝聚，痰浊内生，亦为致哮的常见诱因。

3. 饮食不节　《中藏经》云："饮酒当风，中于肺则咳嗽喘闷。"《医旨绪余·哮》言："有饮食厚味伤脾……而生痰涎，壅塞经隧，肺气为之不利。"因嗜好烟酒等辛温燥烈之品，熏灼肺胃，酿生痰热，或因过食肥甘厚味，伤及脾胃，痰浊内生，或因平素脾失健运，水谷不能化为精微上输以养肺，反而聚为痰浊，痰邪干肺，壅塞气道而发。《赤水玄珠》云："哮发之原有三……有食咸酸呛喉而得者。"《医宗必读》曰："别有哮证……或因酸咸过食，或因积火熏蒸。"指出食过于酸咸之品可成为哮病发作的诱因。《金匮要略》曰："夫病人饮水多，必暴喘满"，由于患者饮水过多，加之有中阳虚衰，脾胃不能运化水液而生饮，饮邪上犯致喘满。

4. 情志内伤　《针灸大成·治症总要》记载："有气哮，怒气所感。"愤怒忧思等情志刺激可引起气机郁滞，肝失条达，气逆上冲于肺，引起伏痰；或肝气郁结，疏泄失职，津液失布，凝而成痰；或肝郁化火，郁火灼津，炼液成痰；或肝气郁滞，横克脾土，脾失健运，酿液为痰。《三因极一病证方论》云："忧伤肺者，咳而喘息有声"，《医学入门》言："惊忧气郁，惕惕闷闷，引息鼻张气喘，呼吸急促而无痰声。"皆认为情志因素与哮喘的发生密切相关。

患者个体过敏体质及外界环境的影响是发病的危险因素。哮喘与多基因遗传有关，同时受遗传因素和环境因素的双重影响。

三、主要临床表现

典型的哮喘表现为发作性咳嗽、胸闷和呼气性呼吸困难。部分患者咳痰，多于发作趋于缓解时痰多，如无合并感染，常为白黏痰。发作时的严重程度和持续时间个体差异很大，轻者仅感呼吸不畅或胸部紧迫感。重者则可感到极度呼吸困难，被迫采取坐位或呈端坐呼吸，甚至出现发绀等。哮喘症状可在数分钟内发作，经数小时至数天，用支气管舒张药后缓解或自行缓解，也有少部分不缓解而呈持续状态。夜间及凌晨发作和加重常是哮喘的特征之一。不少患者发作有一定季节性，好发于春夏交接时或冬天。也有部分女性患者在月经前或月经期间哮喘发作或加重。

此外，临床上还存在部分非典型哮喘。如咳嗽变异性哮喘（cough variant asthma，CVA），咳嗽为唯一的表现，常于夜间及凌晨发作，运动、冷空气等因素诱发加重，气道反应性测定存在高反应性，抗生素或镇咳、祛痰药治疗无效，使用支气管舒张药或吸入皮质激素治疗有效。有些青少年患者，其哮喘症状表现为运动时出现胸闷、咳嗽和呼吸困难，称为运动性哮喘。还有部分哮喘患者，在症状得到良好控制的情况下，会突然发生致死性的哮喘发作，称为"脆性哮喘"。目前还发现以"胸闷"作为唯一症状的不典型哮喘类型，取名为"胸闷变异性哮喘"（chest tightness variant asthma，CTVA），患者以中青年多见，病程往往较长，起病隐匿，胸闷可以在活动后诱发，部分患者夜间发作较为频繁，可有季节性，但无咳嗽、喘息，亦无痰、无胸痛。部分患者因为怀疑"心脏疾病"而接受心导管、动态心电图、心脏超声、平板试验等检查。还有部分患者被长期误诊为心因性疾病，甚至出现躯体化精神障碍。这类患者肺通气功能往往正常，气道反应性增高，PEF变异率＞20%，诱导痰EOS增高不明显，对哮喘治疗效果明显，但对治疗的反应相对典型哮喘而言起效较慢，部分患者需要辅助心理治疗。

四、鉴别诊断

疾病的诊断、鉴别诊断都是基于对症状、体征、实验室检查及辅助检查结果（特别是肺功能和影像学）的分析判断，中医学的辨病、辨证也是如此。因此，对于哮喘疾病的鉴别也需要通过对咳嗽、胸闷、喘息、呼吸困难等症状，哮鸣音体征，以及嗜酸粒细胞增多和肺功能、影像学变化等多方面的分析，从而得出结论。

1. 左心衰竭引起的喘息样呼吸困难　过去称为心源性哮喘，发作时的症状与哮喘相似，但其发病机制与病变本质则与支气管哮喘截然不同，为避免混淆，目前已不再使用"心源性哮喘"一词。患者多有高血压、冠状动脉粥样硬化性心脏病、风湿性心脏病和二尖瓣狭窄等病史和体征。阵发性咳嗽，常咳出粉红色泡沫痰，两肺可闻及广泛的湿啰音和哮鸣音，左心界扩大、心率增快，心尖部可闻及奔马律。胸部X线检查时，可见心脏增大、肺淤血，有助于鉴别。若一时难以鉴别，可雾化吸入 β_2 肾上腺素受体激动剂或静脉注射氨茶碱缓解症状后，进一步检查。

2. 慢阻肺　多见于中老年人，有慢性咳嗽史，喘息长期存在，有加重期。患者多有长期吸烟或接触有害气体的病史。有肺气肿体征，两肺可闻及湿啰音。但临床上严格将COPD和哮喘区分有时十分困难，肺功能检查及支气管激发试验或舒张试验有助于鉴别。COPD也可与哮喘合并同时存在。

3. 上呼吸道阻塞　可见于中央型支气管肺癌、气管支气管结核、复发性多软骨炎等气道疾病或异物气管吸入，导致支气管狭窄或伴发感染时，可出现喘鸣或类似哮喘样呼吸困难，肺部可闻及哮鸣音。但根据临床病史，特别是出现吸气性呼吸困难，以及痰液细胞学或细菌学检查、胸部 X 线片、胸部 CT 或 MRI 检查或支气管镜检查等，常可明确诊断。

4. 变态反应性肺浸润　见于热带嗜酸性粒细胞增多症、肺嗜酸性粒细胞增多性浸润、外源性变应性肺泡炎等。致病原为寄生虫、原虫、花粉、化学药品、职业粉尘等，多有接触史。X 线胸片可见弥漫性肺间质病变成斑片状浸润，血嗜酸性粒细胞显著增高，有助于鉴别。

5. 变应性支气管肺曲菌病　变应性支气管肺曲菌病（allergic bronchopulmonary aspergillosis，ABPA）常以反复哮喘发作为特征，伴咳嗽、咳痰，痰多为黏液脓性，有时伴有血丝，可分离出棕黄色痰栓，常有低热，肺部可闻及哮鸣音或干啰音，X 线检查可见浸润性阴影、节段性肺不张、黏液支气管征，周围血嗜酸性粒细胞明显增高，曲菌变应原皮肤点刺可出现双相皮肤反应（即刻及迟发型），血清 IgE 水平通常比正常人高 2 倍以上。

6. 胃食管反流（GER）　在贲门失弛缓症等疾病中，常出现胃或十二指肠内容物通过食管下括约肌反流入食管的现象，反流物多呈酸性。只要有少量被吸入气管，即可刺激上气道感受器通过迷走神经反射性地引起支气管痉挛，从而出现咳嗽和喘鸣。有报道认为，严重的哮喘患者，其 GER 的发生率可接近 50%，说明 GER 是哮喘患者不断发作、症状难以控制的重要诱因，对 GER 进行针对性治疗，可明显改善哮喘症状。

7. 上气道咳嗽综合征（UACS）　曾称鼻后滴漏综合征，常见于慢性鼻窦炎，其分泌物常在患者平卧时通过后鼻道进入气管，可引起类似哮喘的咳嗽和喘鸣症状，同时也是部分哮喘患者反复发作及治疗不佳的重要因素。

8. 肺栓塞　肺栓塞是指各种栓子堵塞肺动脉系统而致血流不通的一组疾病，主要表现为胸闷、憋气、呼吸困难，有时易与哮喘混淆。但肺栓塞患者一般肺部听不到哮鸣音，平喘药治疗无效，血气分析显示有明显的低氧血症。进一步确诊需借助核素肺通气 / 灌注扫描、肺动脉造影、肺部螺旋 CT 及 MRI 检查等。

9. 高通气综合征　由于通气过度，超过生理代谢所需而引起的病症，通常可由焦虑和某种应激反应所引起。过度通气的结果是呼吸性碱中毒，从而表现为呼吸深或快、呼吸困难、气短、胸闷、憋气、心悸、头昏、视物模糊、手指麻木等症状。严重者可出现手指，甚至上肢强直、口周麻木发紧、晕厥、精神紧张、焦虑、恐惧等症状。这组综合征不同于哮喘，它不是由器质性疾病引起。因此，各项功能检查一般都正常，无变应原诱发因素，肺部听诊无哮鸣音，支气管激发试验（醋甲胆碱或组胺吸入）阴性，过度通气激发试验有助于本病诊断。

五、日常管理和预防

从严格意义上讲，哮喘尚不能完全根治，但通过有效的药物治疗、日常管理及预防，就可以实现哮喘的控制。WHO哮喘控制的目标：①达到并维持症状的控制；②维持正常活动，包括运动能力；③维持肺功能水平尽量接近正常；④预防哮喘急性加重；⑤避免因哮喘药物治疗导致的不良反应；⑥预防哮喘导致的死亡。下文就日常管理和预防作简要介绍。

（一）日常管理

建立医患合作关系是最重要和首要的措施，其目的是使医患双方对治疗目标达成共识，制订个体化的诊疗计划，指导患者自我管理，包括自我监测、对治疗方案和哮喘控制水平定期评估，在症状和（或）PEF提示哮喘控制水平变化的情况下，及时调整治疗以达到并维持哮喘控制。

1. 确定并减少危险因素接触　部分患者能找到引起哮喘发作的变应原或其他非特异性刺激因素，应指导患者脱离变应原的接触和避免危险因素的暴露。尽管对已确诊的哮喘患者应用药物干预，对控制症状和改善生活质量非常有效，但仍应尽可能避免或减少接触危险因素，以预防哮喘发病和症状加重。

许多危险因素可引起哮喘急性加重，被称为"触发因素"，包括变应原、病毒感染、污染物、烟草烟雾、药物等。减少患者对危险因素的接触，可改善哮喘控制并减少治疗药物的需求量。早期确定职业性致敏因素，并防止患者进一步接触，是职业性哮喘管理的重要组成部分。

2. 开展健康教育　对患者进行哮喘教育是最基本的环节。哮喘教育必须成为医患之间所有互助关系的组成部分。对医院、社区、专科医师、全科医师及其他医务人员进行继续教育；通过培训哮喘管理知识，提高与患者沟通技巧，做好患者及家属教育。患者教育的目标是增进理解、增强技能、增加满意度、增强自信心、增加依从性和自我管理能力，增进健康，减少卫生保健资源的使用。

教育内容包括：①通过长期规范治疗能够有效控制哮喘；②避免触发、诱发因素的方法；③哮喘的本质、发病机制；④哮喘长期治疗方法；⑤药物吸入装置及使用方法；⑥自我监测：如何记录、解释哮喘日记内容、PEF和哮喘控制测试（ACT）变化；⑦哮喘先兆、哮喘发作征象和自我处理方法，以及何时就医；⑧哮喘药物知识；⑨如何根据自我监测结果判定控制水平，选择治疗；⑩心理因素在哮喘发病中的作用。

（二）预防

目前，中医药治疗哮喘分为发作期和缓解期，强调发作时治标，以祛邪为主；平时治本，以扶正为要。哮喘的病位在肺，同时与脾、肾等脏密切相关。《临证指南医案·哮》中言："宿哮肺病，久则气泄汗出，脾胃阳微，痰饮留著"，指出与脾胃虚弱有关；《中藏经·论肾藏虚实寒热生死逆顺脉证之法第三十》云："喉中鸣，坐而喘咳，唾血出，亦为肾虚，寒气欲绝也"，指出哮病与肾虚相关。因此，哮喘缓解期的治疗总以补肺、健脾、益肾为主，通过补益肺脾肾，以及预防和减少复发。开展中医预防具体包括3个方面。

1. 食饮有节　痰湿是哮病发生发展过程中最常见的病理产物，对疾病有显著不良影响，而过食肥甘厚味之品则最容易酿生痰湿。故日常饮食当避免高脂肪、高热量的食物，如肥肉、油炸食品及糖果、蛋糕等甜食，应以清淡为主，多吃新鲜蔬菜和水果，以及整粒的谷物和适量的蛋白质来源，易于消化，有助于减少体内的痰湿生成。此外，进食辣椒、蒜、姜等辛辣刺激之品可能刺激咽喉，化火生热而加重病情，故平素生活中亦当少食或不食。对于进食虾、蟹等发物容易发出皮疹过敏者，亦应当适量食用或避免食用。

2. 起居有常　不良生活作息、劳逸失度同样是影响疾病的关键。故平素当养成良好的生活作息，遵循日出而作、日落而息的自然规律。早睡早起，使生物钟与自然光周期同步，有助于内分泌系统正常运作，从而改善整体健康状态。适当的体育活动，如太极、八段锦、五禽戏等，可以促进气血流通，增强体质，预防疾病。工作与休息要适度，避免身体过度劳累，导致气血两虚，影响身体健康。

3. 调畅情志　中医学认为肝主疏泄，即肝气疏通、畅达全身气机，进而调畅精血津液的运行输布、脾胃之气的升降、胆汁的分泌及情志活动。肝不仅在生理上对免疫－神经－内分泌网络具有一定的调节功能，在病理上，无论虚、实都会表现出不同程度的神经内分泌功能紊乱，心理应激可通过免疫－神经－内分泌网络对机体产生全身性的影响。若情志不畅，肝气郁滞，肝肺失和，则易使原有的肺系疾病发作或加重。因此，平素生活中当保持心情舒畅，避免不良情绪，保持愉快的社交活动。通过冥想、呼吸操等放松技巧，帮助平复心绪，减少压力和焦虑。适当地表达情绪，如通过谈话、写作或艺术创作等方式，可以有效地减轻心理压力。

中 篇

生活方式与健康的关系

第六章　饮食与健康

饮食与健康的关系是贯穿人类生命全周期的核心议题。科学合理的饮食不仅是维持生理功能的基础，更是预防慢性疾病、提升生命质量的关键。现代营养学与中医食疗理论的融合，为个性化饮食管理提供了更全面的视角——既要遵循"均衡多样、合理搭配"的普适性原则，又要重视"辨体施膳、食药同源"的个体化方案。健康饮食必须与规律运动、心理调适等生活方式干预形成合力。只有将"吃什么"的智慧与"怎么吃"的实践相结合，才能真正实现"以食养生、以食防病"的健康愿景。

一、饮食营养与健康

饮食是人体获取营养和能量的重要途径，饮食与健康关系非常密切。在整个生命周期中，饮食是影响人体健康最直接和至关重要的因素。饮食中充足的营养物质能维持人体正常生理功能和促进人体健康，科学合理的饮食不仅可以维持正常的生理代谢为为身体提供所需的营养，如碳水化合物、蛋白质、脂肪、维生素、矿物质等，还能提高机体免疫能力，降低慢性病的发生风险，改善生命质量，延长人类有效寿命。相反，不合理的饮食会导致营养缺乏或营养过剩性疾病等发生。因此，构建科学、均衡的饮食结构对维持个体和群体健康均有重要意义。

（一）平衡膳食结构与健康

膳食平衡是保证人体健康的核心原则。人类需要的基本食物可分为五大类，即谷薯类、蔬菜水果类、动物性食物、大豆坚果类和油脂类。饮食组合或结构的不合理，或某些食物长期过多过少，将导致供给的能量或营养素与机体需求间出现不平衡状态，有充足证据表明，饮食因素与机体免疫水平、慢性病的发生风险密切相关，所以饮食平衡至关重要。

平衡饮食是由多种食物构成的，可以提供人体所需的热量和各种营养素，并确保各种营养素比例适当，有利于吸收和利用。在营养学上能使人体的营养素需要与膳食供给之间保持平衡状态，能量及各种营养素满足人体生长发育、生理及体力活动的需要，并且各种营养素之间保持适宜比例的膳食。

要做到平衡饮食，要求从膳食合理搭配开始，做到食物多样化。没有一种天然食物能满足人体所需的全部营养素，因此，膳食必须由多种食物组成。同时，要保证三大营养素的合理比例，即碳水化合物提供的能量占总能量的 50% ~ 65%，蛋白质提供的能量占 10% ~ 15%，脂肪提供的能量占 20% ~ 30%。还必须做到蛋白质、脂肪食物来源组成合理及各种营养素摄入量达到供给标准。《黄帝内经》提出了"五谷为养、五畜为益、五果为助、五菜为充"的饮食原则，这也与现代营养学的理念高度契合。

（二）不均衡饮食与慢性病

《中国居民膳食指南科学研究报告（2021）》中提到，我国人民虽然健康水平持续提升，但膳食不平衡的问题突出，成为慢性病发生的主要危险因素。从报告的调查结果来看，我国食物种类丰富，市场供应充足，居民膳食能量和蛋白质摄入充足，膳食质量显著提高，但膳食不平衡等问题亟待解决。如高油高盐摄入在我国仍普遍存在；青少年含糖饮料的消费逐年上升；全谷物、深色蔬菜、水果、奶类、鱼虾类和大豆类摄入普遍不足；膳食相关慢性病问题日趋严重。

《中国居民营养与慢性病状况报告（2020 年）》显示，18 岁及以上成人高血压患病率为 27.5%，糖尿病患病率为 11.9%，高胆固醇血症患病率为 8.2%。《中国心血管健康与疾病报告 2019》显示，我国 15 岁及以上人群冠心病患病率为 10.2%，60 岁及以上人群冠心病患病率为 27.8%，18 岁及以上居民血脂异常率显著升高（2002 年 18.6%，2012 年 40.4%）。糖尿病、高血压、心脑血管疾病等慢性病均呈上升的态势。这些慢性病与长期膳食不平衡和油盐摄入过多密切相关。

全球疾病负担研究显示，不合理的膳食是中国人疾病发生和死亡的最主要因素，2017 年中国居民中有 310 万人的死亡可以归因于膳食不合理。相当部分中国人的心脏疾病、脑卒中和 T2DM 的死亡率与膳食因素有关。

（三）膳食模式与健康

膳食模式指一个地区居民长期形成的膳食结构、饮食习惯及消费频率，包括食物的种类、数量、比例。近年来，世界各国的膳食指南更加关注膳食模式的平衡、合理及健康，一种膳食模式的不同组成部分具有协同作用，能够比单个食物或营养素更全面地影响人类整体的健康状况和疾病风险。

一个人的膳食模式主要取决于地域、经济条件、文化习俗和个人习惯等。例如，欧美膳食模式中肉类比例较高，而东亚膳食模式中谷类比例较高。当然，即使是同一地域的人，其膳食模式也会有很大差异。那么，到底什么样的膳食模式最健康呢？平衡膳食模式能最大限度地满足不同人群营养与健康需要的饮食模式，它提倡食物种类齐全、比例合理，并兼顾经济发展水平、食物资源状况和传统饮食习惯。

（四）代表性健康膳食模式研究与探讨

由于各地食物资源、饮食文化和信仰等不同，并无固定统一的食物组成模板。"地中海膳食""DASH 膳食"是国外最具影响力的健康模式的代表。东方膳食模式是《中国居民膳食指南（2022）》新推出的"中国平衡膳食模式"。

1. 地中海膳食 地中海膳食（Mediterranean diet）模式泛指希腊、西班牙、法国和意大利南部等处于地中海沿岸的南欧各国传统的饮食模式，这个地区的人们比较长寿。研究表明，地中海膳食模式可以降低肥胖、心血管疾病、糖尿病和癌症的发生风险，是公认的最健康的饮食模式之一。多年位于《美国新闻与世界报道》的年度最佳饮食榜首，其主要特点是以蔬菜、水果、鱼类、五谷杂粮、豆类和橄榄油为主，吃适量的奶酪、酸奶之类的奶制品，红肉、甜点、饮料和精制谷物摄入较少。动物蛋白以鱼类最多，其次为牛肉、鸡肉；豆类摄入量高于东方膳食结构模型；食用油脂以橄榄油为主。该模式可摄入较多的不饱和脂肪，并含有大量的植物性食物，膳食结构相对合理。

2. DASH 饮食（得舒饮食） DASH 饮食（得舒饮食）模式是由美国心肺及血液研究所（NHLBI）设计的。1997 年该机构有一项大型高血压防治计划（Dietary Approaches to Stop Hypertension，DASH），推荐了得舒饮食模式，又称"降高血压饮食"。但它的作用不局限于降低血压或降低血脂，研究证实，该种饮食模式还有助于预防肥胖、心血管疾病、糖尿病等慢性病和某些癌症，在《美国新闻与世界报道》的年度最佳饮食榜单中，一直被视为最健康的饮食模式之一。得舒饮食模式推荐多吃蔬菜、水果、低脂乳品、全谷物、禽肉、鱼类、大豆制品及坚果，少食甜品、含糖饮料、红肉、肥肉及动物内脏，以植物油代替动物油。该模式是高钾低钠，富含钙、镁、膳食纤维和蛋白质，含较少饱和脂肪酸，能满足人体的营养素需求和健康需要。

3. 东方健康膳食 东方健康膳食模式以浙江、上海、江苏、广东等江南及东南沿海地区为代表的膳食模式，这种膳食模式接近我们推荐的平衡膳食模式。中国地域辽阔，受经济发展、传统饮食文化的影响，膳食模式差异很大。根据 2002 年、2012 年、2015 年中国居民营养与健康状况监测分析，我国以浙江、上海、江苏等为代表的江南地区膳食可以作为东方健康膳食模式的代表。东方健康膳食模式主要特点是清淡少盐、食物多样、蔬菜水果豆制品丰富、鱼虾水产多、奶类天天有。该区域膳食以米类为主食，新鲜蔬菜水果摄入量充足；动物性食物以猪肉和鱼虾类为主，鱼虾类摄入量相对较高，猪肉摄入量较低；烹饪清淡少油和少盐，比较接近理想膳食模式。流行病学和慢性病监测发现，具有这一模式特点的人群，不仅预期寿命比较高，而且发生超重肥胖、T2DM、代谢综合征和脑卒中等疾病的风险均较低。

从目前研究数据来看，以上三种膳食模式是较为普适的代表性健康膳食模式。当然还有其他饮食模式也在各类特定人群中得到应用，助力健康。

二、中医饮食调理与食疗

食疗是中华民族的一大瑰宝，是中医宝库中的重要组成部分。近年来，随着人们生活水平不断提高，温饱问题已基本解决。富裕起来的人们越来越重视自身健康，越来越注重生活质量的提升。在饮食方面，人们不仅要求吃饱，还希望食物既富有营养又具有一定保健功能，因此，以"药食同源"为特色的中医食疗越来越受到人们的重视。

早在周代，"食医"就是负责调配帝王的饮食，地位尊贵，为众医之首。食疗是中国乃至世界最早的"功能食品"，近二十年来，食疗药膳逐渐成为人们饭后茶余的热门话题。食疗是在中医理法方药食理论指导下，以食物性味功能理论为依据，以辨证论治为法则，选用适合食饮者体质的食物或食药调配成食疗配方，然后选用合适的烹调方法加工烹制成药膳，并在食疗食法食忌理论指导下饮用或食用的一种防病治病、养生保健方法。

（一）中医饮食调理的核心内容

1. 食养　食养是依据个人体质，科学严谨地搭配食材，从而起到养生保健的作用。在疾病初起和渐消期，可合理运用食养理论，扶正以祛邪。正如《素问·五常政大论》所说："大毒治病，十去其六；常毒治病，十去其七；小毒治病，十去其八；无毒治病，十去其九；谷肉果菜，食养尽之；无使过之，伤其正也。"简言之，用食物调整机体的状态。

2. 食疗　食疗是以中医学辨证论治和整体观念为基础，将食物作为药物，运用方剂学原理进行施治。而"食疗"一词起源于《备急千金要方·食治》，其所云："知其所犯，以食治之，食疗不愈，然后命药。"这充分说明食疗的地位已有"治"的属性，更适合患者群体。

3. 药膳　药膳是将药物与食物结合的产物，是食养、食疗的拓展物，是"药食同源"理论最璀璨的成果、养生学中最为重要的一环，通过中药的配方组方进一步提高了食疗、食养的作用效果。

（二）中医饮食调理的核心观点：辨体论治

中医食疗学作为中医学的重要组成部分，无论是在食物和药物的配伍组成方面，还是在施膳方面，均以中医学基本理论为指导。通过望、闻、问、切四种诊断方法，运用中医藏象、经络、病因、病机等基础理论，对患者表现的症状体征进行综合分析，以判断疾病证候类型的过程，称为辨证。根据辨证的结果，给予相应的治疗措施，称为论治。采用药物疗法称作施药，采用食物疗法称作施膳。并在"三因"制宜原则指导下辨证配膳，三因制宜，是指根据人体自身、地域和天时的不同，灵活运用不同的治疗方法，这是中医治疗学的原则，也是食疗的原则。

（三）食养食疗理论与实践

中医饮食养生经历了数千年的发展，依旧保持着鲜活的生命力。深入挖掘古代中医饮食养生的深刻内涵，不断创新和发展我国特色中医饮食养生，对人类的健康事业具有积极意义。我们应加强中医饮食养生方面的理论研究，并应用于生活实践，提高人们的养生意识，合理利用食疗预防和改善疾病。

1. 先食后药，食药并济 关于食养食疗和药物治疗的关系，孙思邈提倡先食后药、食药并济。"夫为医者，当须先洞晓病源，知其所犯，以食治之，食疗不愈，然后命药。"必须根据疾病的病因和所侵犯的脏腑，先用食物治疗，在食疗不愈的情况下，再用药物治疗。"食能排邪而安脏腑，悦神爽志，以资血气。若能用食平疴，释情遣疾者，可谓良工。长年饵老之奇法，极养生之术也"。可见其对食物的重视。孙思邈首次记录了胡桃、越瓜、胡荽子、吴葵、白麻、青小豆、蕃荷菜、糯米、荞麦、熊肉、鸳鸯肉、鲫鱼等能够治疗疾病的食物，按本草书籍体例阐析性味、有毒、无毒、主治、功效等，有的对采集时节、别名、炮制、食用方法，对禁忌证、过食所致不良反应也有记载，所收食物治病范围非常广泛，囊括内、外、妇、儿、五官、皮肤诸科疾病，其中不乏补虚、强身、美容之品，于现代饮食颇具参考作用。同时也有助于患者病后科学地选配食物，促进身体康复。食物、药物对人体养生保健、防病治病作用不同，优势互补。在具体应用上，要认识到食物性味平和，不伤人体正气，能安脏腑、滋血气、祛病邪的食物应优先考虑。而药物性味刚烈且多偏颇，应慎重使用。所谓"药性刚烈，犹若御兵。兵之猛暴，岂容妄发？"只有在人体有病，食疗效果不佳的情况下，才用药物纠正脏腑功能的偏盛偏衰。总之，从实际出发，药食并济，"药食两攻，则病无逃矣"。

2. 均衡饮食，强调营养 全面摄取身体必需的各种营养素是现代营养学的核心思想。而在《备急千金要方》中，同样蕴含着均衡饮食、广泛摄取多种营养成分的观点。各种各样的谷物、肉类、水果、蔬菜，其营养成分各不相同，要做到五谷、五肉、五果、五菜科学搭配和适量摄入，才能补养精气，养形生力，满足人体生命活动之需。孙思邈也注意"五畜"的补益作用，《备急千金要方·食治》就收载了 50 多条由五畜类制成的膳食方，提出应当经常食用乳、酪、酥等制品："乳酪酥等常食之，令人有筋力胆干，肌体润泽。"尤其提出"牛乳补血脉，益心长肌肉，令人身体康强，润泽面目光悦，志气不衰"，明确指出了牛奶对人体的营养价值。

3. 简单清淡，多食素食　饮食应有所节制，反对"贪味多餐，临盘大饱"，强调"食不可过饱""饮不欲过多"，提倡少食多餐的科学饮食方法，饮食荤素搭配，素食为主，多吃粮食、蔬菜，如枸杞叶、冬葵、苋菜（特别是马齿苋）、冬瓜、胡瓜（黄瓜）、越瓜（菜瓜）、荠菜、芜菁、莱菔、菘菜（白菜）、芥菜、苜蓿、葱、薤、韭、葫（大蒜）、紫苏、海藻、昆布、茼蒿、生姜、芸薹、野苣（莴苣）、茗叶（茶叶）、茴香及芹菜等，大多是一些含有丰富的维生素和纤维素的蔬菜，适合经常食用。

4. 食能治病，亦能致病　"食能治病，亦能致病"，病从口入，必须重视饮食卫生，饮食必须干净卫生，肉类要新鲜并煮熟。饮用水的卫生，"凡遇山水坞中出泉者，不可久居，常食作瘿病。又深阴地下冷水不可饮，必作疟疾"。饮用山水坞中泉水得瘿病，实际上指的是缺碘的山涧积水，而长期饮用缺碘的水就会得"大脖子"病（地方性甲状腺肿大）。深阴地下冷水之所以不宜饮用，一是过于寒凉，二是有蚊蝇孳生，而蚊蝇是疾病传播者，倘若深阴地的冷水不经煮沸便直接饮用，就很容易染上疟疾。

5. 合理选食，注意宜忌　合理选食有助于养生防病，除研究食疗食物的性味、功效、主治，还指出食物是否可久食或多食。

可久食者，如"大麦，味咸、微寒、滑，无毒。宜心、主消渴、除热。久食令人多力、健行"；"藕实味苦甘寒，无毒。食之令人心欢、止渴去热、补中养神、益气力、除百病。久服轻身耐老，不饥延年"（《备急千金要方·食治》）。

可多食者，如樱桃"可多食，令人好颜色，美志性"；葡萄"久食轻身不老延年"；鸡头实（芡实）"久服轻身不饥，耐老，神仙"；石蜜"久服强志轻身，不饥耐老延年神仙"。不可多食者，芋"不可多食，动宿冷"；梨"不可多食，令人寒中"。不可久食者，如"杏仁不可久服，令人目盲、眉发落，动一切宿病"；赤小豆"不可久服，令人枯燥"等（《备急千金要方·食治》）。

《备急千金要方》中关于食疗禁忌的记载有 100 多处，包括因时而忌、因物而忌、因病而忌三方面。针对不同的季节有不同的饮食原则，春夏不宜冷食过度，否则"夫在身所以多疾者，皆由春夏取冷太过，饮食不节故也"。因物而忌者，如"鸡子白共蒜食之，令人短气"；"虾鲊共猪肉食之，令人常恶心、多唾，损精色"等。因病而忌者，如甜瓠"患脚气虚胀者，不得食之，其患永不除"；董葵"若患腰脚痛者，不可食，必加剧"。此外，生病初愈的人也要忌口慎口，以防贪味导致疾病复发。"病新瘥后，但得食糜粥，宁少食令饥，慎勿饱，不得他有所食。虽思之，勿与之也。引日转久，可渐食羊肉白糜，若羹汁、雉、兔、鹿肉，不可食猪狗肉也……凡此，皆令人劳复。"（《备急千金要方·食治》）

6. 辨证施食，因人制宜 老年饮食保健体系中，"养老之道，虽有水陆百品珍羞，每食必忌于杂，杂则五味相挠，食之不已，为人作患。是以食啖鲜肴，务令简少"；"老人于四时之中，常宜温食，不得轻之"。老人尤其应当忌厚味重食"常学淡食，至如黄米、小豆……常宜轻清甜淡之物，大小麦面粳米为佳"。主张饭后应当适当运动，"每食讫，以手摩面及腹，令津液通流……食毕，当行步踌躇……则食多消，大益人"；主张生活有规律："人凡常不饥、不饱、不寒、不热……则可延年益寿矣"。便秘和腹泻是老年人常见的两大消化道疾病，"人年五十以去，皆大便不利，或常苦下痢，有斯二疾，常须预防。若秘涩，则宜数食葵菜等冷滑之物。如其下痢，宜与姜韭温热之菜"。（《备急千金要方·食治》）

7. 料理如法，殊益于人 枸杞、甘菊、术、牛膝、苜蓿、商陆、白蒿、五加……下饭甚良。"甘旨养老"用耆婆汤（酥、生姜、薤白、酒、白蜜、油、椒、胡麻仁、橙叶、糖）、乌麻方蜜饵（白蜜、猪脂肪、胡麻油、干地黄末）、牛乳补虚破气方（牛乳、荜茇）、猪肚补虚赢乏力气方（猪肚、人参、椒、干姜、葱白、粳米）、补虚劳方（羊肝、肚肾、心、肺、胡椒、荜茇、豉心、葱白、犁牛酥）等。使用频率较高的养生本草还有黄精、茯苓、黄芪、松子、柏实；处方如黄芪丸、肾沥汤、小续命汤。

三、西医营养原则

西方医学认为，为了维持正常的生理功能并满足各项体力活动和生长发育所需能量，人类需要每日从食物中摄取各种营养素和能量。人体需要的营养素主要有七大类，即水、蛋白质、脂类、碳水化合物、矿物质、维生素及膳食纤维。蛋白质、脂类和碳水化合物在体内代谢过程中能产生能量，满足生命活动的需要，称为产能营养素。营养素的主要生理功能是提供能量、促进生长、构成和修复机体组织、维持生理调节功能等。

（一）能量

人体能量消耗包括基础代谢、身体活动、食物热效应、生长发育的能量消耗。人类从食物中的碳水化合物、脂类、蛋白质中获取能量，以维持体内各种生命活动和对外做功。食物中产能营养素的产能计算：1g 碳水化合物产能 4kcal，1g 蛋白质产能 4kcal，1g 脂肪产能 9kcal。

三种产能营养素在体内都有其特殊的生理功能，尽管能相互转化，但不能完全代替，三者在总能量供给中需合理分配。根据我国的饮食习惯，成人碳水化合物占总能量的 50% ～ 65%，脂肪占 20% ～ 30%，蛋白质占 10% ～ 15% 为宜。

（二）蛋白质

蛋白质是生命的物质基础，是人体组织、器官的主要构成成分，是人体分泌的多种生理活性物质，也是人体能量来源之一。人体内的蛋白质每天都处于不断合成与分解的动态平衡之中，从而完成组织的更新和修复。

氨基酸是组成蛋白质的基本单位，分为必需氨基酸、非必需氨基酸和条件必需氨基酸。其中必需氨基酸是人体不能合成或合成量不能满足人体需要，必须由食物蛋白质供给的氨基酸。

食物蛋白质根据必需氨基酸的组成分为以下三类。①完全蛋白质：含必需氨基酸种类齐全，氨基酸模式与人体蛋白质氨基酸模式接近，不仅能维持人体健康，还可促进儿童生长发育，包括蛋类、奶类、肉类、鱼类、大豆蛋白等；②半完全蛋白质：所含必需氨基酸种类齐全，但比例不适宜，能够维持生命，但不利于促进生长发育；③不完全蛋白质：所含必需氨基酸种类不全，既不利于维持生命，也不利于促进生长发育，如动物结缔组织和肉皮中的胶质蛋白。

蛋白质的互补作用：食物蛋白质中一种或几种必需氨基酸含量相对较低，导致其他必需氨基酸在体内不能被充分利用，使蛋白质营养价值降低，而不同食物蛋白质之间互相取长补短，补充其必需氨基酸不足的作用则为蛋白质互补作用。如大豆和米或面混合食用，大豆蛋白可以补充米、面中赖氨酸的不足，米、面蛋白质也可补充大豆中蛋氨酸的不足，从而使米面和大豆蛋白质的营养价值都得到提升。蛋白质互补有三个原则：①搭配的食物种类越多越好；②食物的种属越远越好；③食用时间越近越好，同时吃最好。

（三）脂类

脂类是脂肪和类脂的总称，是一大类具有重要生物学作用的有机化合物。脂肪即甘油三酯，类脂包括磷脂和固醇类等。

脂类的生理功能包括贮存和提供能量、促进脂溶性维生素吸收、必需脂肪酸的重要来源、维持正常体温、保护脏器、帮助机体更有效地利用糖类和节约蛋白质、改善食物的感官性状、促进食欲、增加饱腹感等。

脂肪酸是构成甘油三酯的基本单位，按其碳链长短可分为长链脂肪酸、中链脂肪酸和短链脂肪酸；按其饱和度可分为饱和脂肪酸、单不饱和脂肪酸和多不饱和脂肪酸。其中 n-3 和 n-6 多不饱和脂肪酸为人体必需脂肪酸，需借助外界食物来提供。反式脂肪酸是含反式结构双键的不饱和脂肪酸，主要见于植物油氢化加工处理后，如黄油。反式脂肪酸可以使血清低密度脂蛋白胆固醇升高、高密度脂蛋白胆固醇降低，因此有增加患心血管疾病的危险性。推荐每日最大摄入量不超过总能量的 1%。

（四）碳水化合物

碳水化合物是一大类有机化合物，分为糖（1 ～ 2 个单糖）、寡糖（3 ～ 9 个单糖）、多糖（≥ 10 个单糖）三类。

糖包括单糖、双糖和糖醇。常见的单糖有葡萄糖、果糖和半乳糖。葡萄糖是构成食物中各种糖类的基本单位。双糖包括蔗糖、乳糖、麦芽糖等。生活中常见的白砂糖和红糖都属于蔗糖，它也是衡量糖类甜度的参考标准。乳糖主要存在于奶及奶制品中，如机体缺乏乳糖酶时喝牛奶就会容易腹泻，推荐改喝酸奶或无乳糖牛奶等。麦芽糖又称为饴糖，常用于食品加工。海藻糖主要在食用蘑菇中含量较多。糖醇为单糖还原后的产物，其在肠道吸收过程缓慢，对血糖影响小，代谢不需要胰岛素，常用于糖尿病患者的食品添加剂。

寡糖又称为低聚糖，不能被人体消化吸收，但能在结肠中被细菌分解代谢、发酵产气，过多摄入易胀气。但部分寡糖被肠道有益菌（如双歧杆菌）所利用，促进这类菌群的增加，从而达到保健的目的。

多糖包括淀粉和非淀粉多糖。淀粉是由多个葡萄糖构成的，是人类碳水化合物的主要来源，也是最丰富、最廉价的能量营养素。薯类、豆类和谷类含有丰富的淀粉。因聚合方式不同，淀粉分为直链淀粉和支链淀粉。富含直链淀粉食物容易生成难消化的抗性淀粉，有利于血糖平稳。

碳水化合物的生理功能主要包括储存和提供能量、构成机体组织的重要生命物质、参与细胞的组成和多种活动、节约蛋白质的作用、抗生酮作用、解毒作用等。

与碳水化合物密切相关的指数：

1. 血糖生成指数（glycemic index，GI） 是指餐后不同食物血糖耐量曲线在基线内面积与葡萄糖耐量面积之比，以百分比表示。它是衡量某种食物或某种膳食组成对血糖浓度影响的指标。GI 值高的食物或膳食，表示其进入胃肠道后消化吸收快，葡萄糖迅速进入血液，血糖浓度波动大；反之则小。举个例子，吃糖或白面包这样的食物，它们的 GI 值高，是因为它们可以迅速被肠胃消化吸收，葡萄糖能够迅速进入血液，使得血糖水平快速上升。而像糙米或全麦面包这类食物，它们的 GI 值相对较低，是因为它们含有更多的膳食纤维，肠胃需要更长时间来消化吸收，因此血糖上升的速度就相对较慢，峰值较低。通常来说，富含膳食纤维的食物 GI 较低。但也要注意食不过量，低 GI 食物如进食过多也会加重餐后血糖负担；高 GI 食物并非完全不能食用，适当少食并通过合理搭配也能帮助维持血糖稳态。无论对健康人还是对糖尿病患者来说，保持稳定的血糖浓度、没有大的血糖波动才是最理想状态。GI < 55 被认为是低 GI 食物，55 ≤ GI < 70 被认为是中 GI 食物，GI ≥ 70 则被认为是高 GI 食物。

2. 食物血糖负荷（glycemic load，GL） 是影响餐后血糖水平的指标之一。GL = 某食物 GI 值 × 该食物中碳水化合物的重量（g）/100。GL < 10 被称为低 GL 食物，10 ≤ GL ≤ 20 为中 GL 食物，GL > 20 为高 GL 食物。它既考虑了食物的 GI，又结合了食物中可消化的碳水化合物的数量。简而言之，GL 考虑的是"吃的是什么"和"吃多少"对血糖的双重影响。因此，通过 GL 值来指导饮食，可以更精确地帮助糖尿病患者科学饮食，选择既不会导致血糖急剧升高，又能满足营养需求的食物，从而更好地控制血糖水平。食物的 GI 值是相对固定的，但 GL 值随着食用量的变化而变化。目前 GI 值在糖尿病饮食管理中的应用更为广泛，仍建议患者参考 GI 值调整饮食。

（五）各类食物的营养价值

1. 谷类 谷类蛋白质的含量一般为 8% ~ 12%。一般谷类蛋白质所含的必需氨基酸组成不合理，通常赖氨酸为其第一限制氨基酸，故谷类蛋白质的营养价值低于动物性食物。常利用蛋白质互补作用，将谷类与豆类等混合食用，以弥补谷类食物中赖氨酸的不足。

2. 蔬菜类 蔬菜营养价值高低的一般规律是颜色越深（包括深绿色、红色、橘红色、紫红色），所含的胡萝卜素、维生素 B_2 和维生素 C 等越多。深色蔬菜还含有叶绿素、叶黄素、番茄红素、花青素等植物化学物，其中的芳香物质能增加蔬菜的香味并促进食欲。同一种蔬菜，深颜色的比浅色的营养价值高，如深绿色的莴苣含铁、钙、维生素 A 比浅绿色多。紫红色的胡萝卜比橙黄色的含胡萝卜素多。同一棵菜，深色部分比浅色部分营养价值高。鼓励选择新鲜和应季的蔬菜。尽可能选择多种蔬菜食用，颜色丰富，餐餐有蔬菜，深色蔬菜占总蔬菜摄入量的一半以上。红、绿、十字花科蔬菜更富含营养物质。

3. 畜、禽、水产品　畜禽肉蛋白质含量为 10% ～ 20%，属于优质蛋白质。畜禽肉中含有能溶于水的含氮浸出物，使肉汤具有鲜味。禽肉的质地较畜肉细嫩且含氮浸出物多，故禽肉炖汤的味道较畜肉更鲜美。畜肉中脂肪含量以猪肉最高，其次是羊肉、牛肉和兔肉较低；在禽类中鸭和鹅肉的脂肪含量最高，鸡和鸽子次之。畜肉类脂肪以饱和脂肪酸为主，动物内脏含较高胆固醇。鱼类肌纤维比畜禽肉类都要细，结构柔软，易被人体消化吸收，其吸收率大于 95%，尤其适合儿童、老年人和患者食用。鱼类的脂肪含量较低，且多不饱和脂肪酸占比高于禽畜肉，二十二碳六烯酸（DHA）和二十碳五烯酸（EPA）是促进神经细胞发育最重要的物质，具有健脑的作用。多不饱和脂肪酸还能降低胆固醇和甘油三酯，对心脑血管疾病有很好的防治作用。

4. 蛋类　全鸡蛋的蛋白质含量为 12% 左右，蛋黄蛋白质含量高于蛋清，且氨基酸的组成与人体最为接近，优于其他动物性蛋白。

5. 其他　食用油按来源可以分为植物油和动物油。植物油是必需脂肪酸的重要来源，在膳食中不应低于总脂肪摄入量的 50%。

四、实用饮食建议与食谱

（一）均衡饮食，合理搭配

为确保营养全面均衡，每日饮食应含有充足的碳水化合物、蛋白质、脂肪及维生素和矿物质等必需营养素。每天饮食应该包括谷薯类、蔬菜水果、畜禽鱼蛋奶和豆类等 12 种不同的食物，每周总数达到或超过 25 种。确保每一餐都营养丰富且多样化。通过合理搭配以确保从食物中获得各种营养成分，促进消化系统的健康，增强免疫力，同时有助于防治慢性疾病。

饮食以谷物为主，每天吃 200 ～ 300g 谷类食物，其中全谷物和杂豆类 50 ～ 150g，薯类 50 ～ 100g。全谷物含膳食纤维、B 族维生素等，对肠道健康和预防慢性病有益。注意避免摄入过多的精制碳水化合物，如白面包、甜饮料和糖果。这些食品不仅营养价值低，而且升糖指数高，易增加患慢性病的风险。

蔬菜和水果是健康膳食的重要基石，它们富含维生素、矿物质等营养素。应确保每餐都包括各种蔬菜，特别是深色蔬菜。每天的蔬菜摄入量应不少于 300g，其中至少一半应该是深色蔬菜。此外，保证每天摄入 200 ～ 350g 的新鲜水果，避免以果汁替代整个水果，以获得更多的膳食纤维和较少的添加糖。

奶制品和大豆类也是平衡饮食的关键部分，应每天摄入足量。奶制品和大豆及其制品不仅提供高质量的蛋白质，还含有多种微量元素和维生素。建议每天摄入相当于

300mL 的液态奶或等效的奶制品。常规饮食中应包括大豆或各种大豆制品，如豆腐、豆浆和豆腐干等。

坚果富含多种不饱和脂肪酸、维生素 E 和 B 族维生素等重要营养物质。由于其高能量特性，坚果在提供持久能量和促进心脑血管健康方面具有特殊作用。合理摄入坚果可以帮助调节血脂、预防心血管疾病，并为大脑提供必要的营养。建议每周摄入量为 50 ～ 70g。推荐选择原味或低盐的坚果，以避免不必要的钠摄入。坚果的种类繁多，如杏仁、核桃、巴西坚果和夏威夷果等。不同类型的坚果具有不同的营养成分，多样化选择可以优化营养摄入。

鱼、禽、蛋和瘦肉是优质蛋白质和脂肪的良好来源。鱼类富含 Omega-3 脂肪酸，对心脏健康极为有益，如三文鱼、鲭鱼和鲑鱼等。推荐每周至少食用 2 次，总量 300 ～ 500g。蛋类营养全面，富含优质蛋白质、维生素和矿物质，不应弃蛋黄以充分利用其营养价值，每周建议摄入 300 ～ 350g。选择畜肉时，应优先考虑瘦肉，每周摄入 300 ～ 500g。应尽量选择新鲜或少加工的产品，避免食用过多的深加工肉制品，如香肠、培根等。

成人每天食盐摄入量应控制在 5g 以下，烹饪用油建议不超过 25 ～ 30g。这有助于防治高血压和其他心血管疾病。同时减少添加糖的摄入，以防治肥胖和糖尿病的发生，每天的添加糖摄入量不应超过 50g，更理想的目标是控制在 25g 以下。

此外，均衡饮食还应关注食物的新鲜度和烹饪方式。尽量选择蒸煮、炖煮等健康烹饪方法，减少油炸和高温烹饪过程中可能产生的有害物质摄入，保证饮食健康安全。

（二）维持健康的体重，适量运动

根据个人的活动水平，调整食物热量摄入，以维持或达到理想体重。所有年龄段的人都应该每天进行身体活动，以保持健康的体重。避免过度饮食，注意能量平衡，以确保摄入与消耗的热量相匹配。

每周至少进行 5 天中等强度的运动，总时长达到 150 分钟，以促进心肺功能和整体健康。例如，快步走、游泳或骑自行车等。此外，建议每天步行 6000 步以上，以提高日常活动量。

为了提高肌肉力量和耐力，鼓励每周进行 2 ～ 3 天的高强度有氧运动和抗阻运动，如跑步、举重或参加团体健身课程。这些活动有助于改善体格，增强肌肉和骨骼健康。

同时，减少长时间坐着的习惯也至关重要。建议每小时至少站立或进行简单活动一次，以减少久坐带来的健康风险，例如，伸展、散步或站立工作。这样的简单活动可以促进血液循环，减轻长时间坐着对身体的负担。通过结合合理的饮食和适量的体力活动，可以有效维持健康的体重并提升整体生活质量。

（三）限制饮酒

饮酒习惯应当受到严格的控制，尤其是对于儿童、青少年、孕妇、哺乳期妇女及慢性病患者，应该完全避免饮酒，因为酒精可能会对健康产生严重的负面影响。对于成年人，适度饮酒的重要性不容忽视，推荐的日饮用酒精量不应超过 15g。

（四）规律进餐，足量饮水

规律作息对健康至关重要，三餐要定时定量。不随意延迟用餐时间或者漏餐，这会影响身体的新陈代谢，导致疲劳、注意力不集中等问题。

早餐不可以省略，它为一天的工作和学习提供能量。可选择粗粮、鸡蛋、牛奶、新鲜水果等富含优质蛋白质、复合碳水化合物和其他营养素的食物，避免食用油炸或高糖食品。

午餐时段也不可忽视，否则下午会感到疲惫乏力。午餐可以适当增加热量和营养素的摄入，包括米饭、面食、肉类、蛋类、蔬菜等合理搭配。

晚餐的分量应控制在合理范围内，不宜吃得太饱，以免影响夜间睡眠质量。可多选择低热量、高纤维的食物，如蔬菜、水果等。

除了日常三餐，也可适当加餐，如坚果、新鲜水果等，只要控制好热量和营养素的总摄入量。定时进食有助于维持血糖水平的稳定。

足量饮水对身体新陈代谢及各种生理功能的正常运转都很关键。在温和的气候条件下，建议低身体活动水平的成年男性每日饮水 1700mL，成年女性每日饮水 1500mL，少量多次。推荐白水或茶水，少喝或不喝含糖饮料，不用饮料代替白水。

总之，坚持作息有规律，合理安排三餐和加餐时间，并保证足够的水分的摄入，对身心健康都有极大裨益。

（五）公筷分餐，杜绝浪费

选择新鲜卫生的食物，不食用野生动物。

食物制备生熟分开，熟食二次加热要热透。

珍惜粮食，反对浪费，这是中华民族的传统美德。在日常生活中，我们要坚持"光盘行动"，从我做起，养成良好的饮食习惯。

与家人一同就餐时要遵守"分餐制"，大家都使用自己的餐具和公筷，避免交叉污染和浪费。对于剩菜剩饭也要分类存放，食用时充分加热或烹制，避免滋生细菌。对于难以食用或已变质的食物，要及时处理掉。

在外就餐时也要注意光盘，点菜适量，根据实际人数和个人饮食习惯选择合适的菜品分量，不要贪多嘴馋。如果无法吃完，也要向服务员说明，打包带走。

我们每个人都要行动起来，从自身做起，从点点滴滴做起，推广"绿色健康饮食"新风尚，为构建节约型社会和可持续发展贡献自己的一份力量。

表 6-1　1800 kcal/d 带量食谱

	菜名	食材	重量（g）	制作方法
早餐	杂粮刀切	面粉	40	蒸
		玉米粉	40	
	蔬菜	黄瓜	50	将黄瓜、番茄洗净，黄瓜切成条状，番茄切片后装盘
		番茄	50	
	白煮蛋	鸡蛋	60	煮
加餐	苹果	苹果	100	
午餐	蒸玉米	玉米	100	蒸
	胡萝卜炒黄瓜	胡萝卜	30	黄瓜、胡萝卜洗净后削皮，切成薄片备用，锅内倒入少许油，放入葱花炒香，放入胡萝卜片翻炒1分钟后放入黄瓜翻炒2分钟，锅内倒入生抽、蚝油调味，翻炒均匀后出锅
		黄瓜	50	
	清炒莴笋丝	莴笋	50	莴笋洗净切丝备用。锅内入油，小火爆香蒜末，倒入莴笋丝爆炒，加少量水稍煮，等软了加少量盐，翻炒均匀即可出锅
	香菇炖鸡	香菇	20	鸡肉切块后焯水去腥。接着在锅中倒油，炒干鸡肉后加冷水烧开，撇去浮沫，放入香菇和老姜、胡椒粒，小火慢炖2小时，最后加盐等调味料调味
		鸡肉	80	
	炒油麦菜	油麦菜	120	油麦菜洗净切段，热锅滑油，炒香蒜末，放入油麦菜翻炒，出锅前加一点盐调味即可
加餐	圣女果	圣女果	80	
	酸奶	酸奶	100	
晚餐	杂粮米饭	大米	50	蒸
		小米	50	
	炒茭白	茭白	60	茭白洗净，水盆中泡10～15分钟，切段，煮锅中放水，将茭白倒入水中，煮沸后捞出控水。炒锅放入食用油，烧热后倒入茭白，翻炒均匀，加入少量食盐出锅

续表

	菜名	食材	重量（g）	制作方法
晚餐	白切鸡	鸡肉	70	鸡肉洗净，锅内加水、食盐、生姜和大葱大火烧开，烧开后、放入鸡肉，煮熟后，焖约10分钟，即可出锅
	蔬菜沙拉	生菜、萝卜等	150	生菜洗净，萝卜切片装盘
	日本豆腐	日本豆腐	100	日本豆腐切好备用，锅内放少量食用油，加热，加入适量清水，倒入日本豆腐，煮熟后加入适量调料出锅

表 6-2　2000 kcal/d 带量食谱

	菜名	食材	重量（g）	制作方法
早餐	馒头	面粉	80	蒸
	白煮蛋	鸡蛋	60	煮
	水煮西蓝花	西蓝花	10	煮
	清炒豆芽	豆芽	30	豆芽洗净，炒锅入油，倒入豆芽翻炒，2分钟后加入少量食盐和生抽，翻炒拌匀，炒熟后装盘
	凉拌木耳	木耳	10	木耳冷水泡发，变软后洗净，锅中倒入清水，煮开，放入木耳，焯烫后捞出备用，加入适量盐拌匀
	牛奶	牛奶	250	
加餐	橙子	橙子	200	
午餐	杂粮米饭	大米	40	蒸
		小米	40	
	卤牛肉	牛肉	70	新鲜牛肉焯水后放入凉水洗净，锅中放水没过牛肉，放入卤料包，大火烧开后转小火，放入牛肉，煮熟后切片
	清炒西蓝花	西蓝花	80	西蓝花洗净，锅中放入适量水烧开，放入西蓝花焯水半分钟后捞出待用，锅中放入适量油，放入西蓝花翻炒，加入少量食盐，炒熟后装盘
	包菜烧豆腐	包菜	50	包菜、豆腐切成小块，锅中油烧热加入蒜末、姜，加入包菜翻炒，加半碗清水，放入豆腐，大火烧开，加调料炒匀
		豆腐	70	
	木耳炒冬瓜	木耳	30	将冬瓜去皮，切成片。干木耳泡发后洗净撕成小朵。锅烧热倒入少许油，下几片蒜片爆香后，倒入冬瓜片，倒入少许清水，翻炒两分钟，之后倒入木耳，继续翻炒，调入盐，翻炒均匀即可出锅
		冬瓜	80	
加餐	酸奶	酸奶	150	

续表

	菜名	食材	重量（g）	制作方法
晚餐	米饭	粳米	50	蒸
	葱油鱼块	草鱼	70	草鱼洗净，用少许盐和料酒腌制10分钟，入开水锅中，加姜丝。大火蒸熟出锅，撒葱花即可
	蒸茄子	茄子	70	茄子洗净，去蒂切段，放在锅上蒸熟，少量植物油加盐和酱油，烧开后淋上
	百合西芹肉丝	芹菜	100	洗净食材，瘦肉切丝，百合掰瓣，芹菜切成段，炒锅放油，倒入肉丝炒至变色，再加入芹菜，最后加百合，炒熟后加少量盐即可出锅
		百合	10	
		瘦猪肉	30	
	炒娃娃菜	娃娃菜	150	娃娃菜洗净切段，炒锅入少量植物油烧热，加葱姜蒜爆香，加入娃娃菜翻炒，加适量盐炒均匀即可出锅

第七章　运动与健康

　　规律的运动锻炼作为一种非药物的治疗方式，由于其几乎无不良反应及显著疗效，近年来已经被越来越多国内外高质量的指南所推荐。世界卫生组织（WHO）2020 年发布的《关于身体活动和久坐行为指南》指出："任何人，不论年龄、性别或身体状况，适量运动都是有益的。"2021 年由国家疾病预防控制局指导，中国疾病预防控制中心、国家体育总局体育科学研究所牵头组织编制的《中国人群身体活动指南（2021）》正式发布，提出了中国人群身体活动的基本原则："动则有益、多动更好、适度量力、贵在坚持。"

　　运动是良医，规律的锻炼不仅是预防和帮助管理心脑血管病、糖尿病及癌症等慢性疾病的关键，还能改善睡眠质量，舒缓神经紧张，从而减少抑郁和焦虑症状，改善记忆力，促进大脑健康。同时，指南还建议老年人可以增加平衡和协调功能的锻炼，以及强化肌肉的运动，防止跌倒和改善健康。

一、西医推荐的运动疗法

（一）运动疗法的概述

1. 概念　运动疗法是徒手或借助器械，利用力学原理来预防和治疗疾病、防治患者运动功能障碍的方法。常规运动疗法技术包括增强肌力的训练、扩大关节活动度的训练等。

2. 运动疗法的特点

（1）须调动主观能动性，主动参加治疗，效果是否显著，往往与自觉性和积极性有密切的关系。

（2）主要手段是各种主动和被动运动。

（3）目标是通过训练改善和恢复机体功能、劳动能力或生活自理能力。

（4）防止并发症的发生，增强体力和提高抗病能力，具有一定的预防疾病和帮助老年人健身延年的作用。

3. 适用范围　运动疗法对下列疾病可以取得较好效果。

（1）运动系统疾病　骨折术后、颈椎病、腰腿痛、肩周炎、类风湿关节炎、脊柱畸形、软组织损伤等。

（2）内脏器官疾病　冠心病、高血压、慢性支气管炎、肺气肿、哮喘、内脏下垂、溃疡病、各种心肺和腹腔手术后等。

（3）代谢性疾病　糖尿病、肥胖、高脂血症等。

（4）神经系统疾病　偏瘫、截瘫、周围神经病、脑外伤后遗症等。

（5）其他　慢性盆腔炎、肿瘤切除术后恢复期、神经官能症等。

4. 运动疗法在下列情况下禁忌应用

（1）发热，疾病的急性期。

（2）严重衰弱，脏器功能失代偿。

（3）剧烈疼痛并有大出血倾向。

（4）运动中可能发生严重并发症者。

5. 应用原则　应用运动疗法时，必须考虑到疾病的特点，同时要遵守科学的锻炼原则，要求做到以下几点。

（1）循序渐进。

（2）个别对待。

（3）持之以恒。

（4）密切观察。

（二）运动前的评估

1. 运动前评估的原因　在运动之前，对自己的身体状态做个评估，选择适合的、科学的运动方式至关重要。运动前评估可以识别运动潜在的风险，专业人员可以据此制订适合的个性化运动方案，避免不良事件发生，从而达到安全运动的目的。

2. 评估的内容

（1）运动前评估应包含当前的活动水平，是否存在心脑血管、代谢性或其他系统疾病的症状或体征，以及个体期望的运动强度。

（2）先根据年龄、基础病或相关症状、运动习惯、拟进行的运动类型进行运动风险分层。低风险老年人直接进行运动，高风险老年人经心电图、心脏彩超、心肺运动试验等检查后，需咨询医生确定运动处方，然后根据运动处方进行运动。

（3）先从低强度运动开始，逐步加量，并在3个月后或出现新发症状或有超出目前阶段强度需求时重新评估。

（三）肌力训练

1. 概念　肌力训练是增强肌力的主要方法，肌力下降的人常常通过肌力训练恢复至正常肌力，肌力正常的人可以通过训练达到增强运动能力的目的。

2. 肌力训练的目的

（1）增强肌力。

（2）增强肌肉耐力。

（3）为以后的功能训练做准备。

3. 适用范围　加强肌力的运动训练一般适用于肌肉萎缩或者脊柱稳定性差的人群，从而能够强化肌肉的力量，以及稳定脊柱。该运动不适用于有感染者、严重心脏病患者、骨折未愈合等患者。

4. 肌力训练的基本方法　肌力训练前需进行肌力的评定，评定完成后根据情况进行肌力训练。常用的肌力训练方法有助力训练、抗阻训练、悬吊训练、主动训练、短暂最大负荷训练等。

5. 按肌肉收缩方式分类训练

（1）**等长训练**　指肌肉收缩时，肌纤维长度不变，不产生关节活动，但肌肉能产生较大张力的训练方法。

（2）**等张训练**　指肌肉收缩时，肌纤维的张力不变，但肌纤维的长度发生改变，产生关节运动的训练方法。

（3）**等速训练**　指利用等速测力器，维持恒定的速度，并给予所训练的肌力相匹配的阻力，运动中肌肉的长度和张力都改变的训练方法。

（四）牵伸训练

1. 概念　牵伸是为恢复关节周围软组织的伸展性和降低肌张力、改善关节的活动范围，运用外力拉长挛缩的软组织，而做轻微超过软组织阻力和关节活动范围的运动。

2. 分类　牵伸分类法众多，根据牵伸力量的来源分为手法牵伸、器械牵伸和自我牵伸；根据牵伸力量来源和参与方式分为被动牵伸、主动牵伸；根据牵伸时间分为持续牵伸和间歇牵伸。

3. 适用范围　适用于各种原因导致的软组织挛缩、粘连或瘢痕形成，导致关节活动范围降低和日常生活活动能力受限的患者。体育锻炼前后的有效牵伸，有助于防止肌肉拉伤。

避免在以下情况下进行：

（1）关节内外组织有感染、肿瘤等，特别是各种炎症急性期。

（2）新发生的骨折和软组织损伤，以及严重骨质疏松。

（3）关节活动或肌肉被拉长时出现剧烈疼痛。

4. 牵伸技术的要点

（1）牵伸体位　一般选择卧位和坐位。

（2）牵伸方向　与肌肉挛缩方向相反。

（3）牵伸强度　在无痛或微痛的范围内。

（4）牵伸时间　每次 15 ～ 30 秒，间隔 30 秒，同时辅以轻手法按摩。

5. 牵伸的益处

（1）提高关节活动度。

（2）有利于损伤预防及促进损伤康复。

（3）改善身体不良姿势。

（4）促进肌肉组织增生。

（五）核心控制训练

1. 核心的定义　广义指构成躯干的所有骨骼、软组织和肌肉。狭义指构成腹腔壁的骨骼、软组织和肌肉。

2. 核心控制的定义　即骨骼肌肉系统的核心协调且连续收缩，对破坏稳定的力进行预测及反应，是为了增加人体运动的稳定性。

3. "臀桥"运动　是一项基本的核心控制训练，顾名思义就是靠臀部的力量将身体抬起呈桥状，动作要求肩、髋、膝三点一线，并且要求后侧链同时发力。

动作要领：可以分为准备动作和起桥。

（1）准备动作　坐位双手扶住膝关节，脚后跟距离臀部大概是一个脚掌的距离。然后躺下，保证膝关节对准脚尖方向，不要内扣或者外展，与髋同宽。把手放在两侧，头部微收，下巴尽量收紧，保证椎体竖直，核心吸气收紧。

（2）起桥　首先臀大肌收紧，骨盆微微后倾，然后逐步将腰椎抬起，进而将整个肩胛抬离地面，只剩下肩部在支撑。发力吐气，吸气收回，整个后背保持一体。

4. 核心控制的好处

（1）改变含胸、驼背等不良体态。

（2）稳定脊柱和骨盆，保持正确的身体姿态和重心，减少腰背疼痛等情况发生。

（3）核心区是承上启下的枢纽与桥梁，减小训练中关节的负荷，达到预防损伤的目的。

（4）能使运动中的身体得到稳固的支持，提高整体运动效率，降低不必要的能量消耗。

（六）有氧运动训练

1. 概念 有氧运动是指人体在氧气供应充分的情况下进行的体育锻炼。指在运动过程中，人体吸入的氧气与人体的需求相等，达到生理上的平衡状态。如步行、慢跑、骑车、爬山、游泳等运动。

2. 频率 推荐每日运动量为中等强度有氧运动 30 ～ 45 分钟，每周 5 天，或高强度有氧运动 15 分钟，每周 3 天。

3. 中等强度有氧运动 中等强度有氧运动会令人轻微流汗，心跳和呼吸稍微加快。判断是否为中等强度运动，最简单的方法是在运动过程中能说话，但不能唱歌。中等强度活动包括健步走、游泳、骑自行车、跳舞、打网球、慢跑。

4. 高强度有氧运动 高强度有氧运动使人心率明显加快，呼吸急促。如果在运动时更加努力，大多数中等强度的活动都可以转变为高强度运动。慢性病患者如果在运动中感到胸痛，或者呼吸困难及其他不适，应立即终止运动。高强度有氧运动包括快速骑车或上坡骑车、快速跑步、爬楼梯、快速游泳、健身操球类、竞技体育等。

5. 长期规律有氧运动的益处

（1）强健心肺和强健筋骨。

（2）有助于提高活动耐量。

（3）降低多种慢性疾病的发病风险。

（4）延缓机体衰老。

（七）平衡功能训练

1. 概念 平衡是指身体所处的一种姿势状态，以及在运动或受到外力作用时人体自动调整并维持姿势稳定性的一种能力。是人体完成各项日常生活活动，尤其是各种转移动作、行走及跑、跳等复杂运动的基本保证。

2. 平衡功能的分类

（1）静态平衡 是指身体不动时，维持身体于某种姿势的能力，如坐、站立、单腿站立、倒立、站在平衡木上维持不动。

（2）动态平衡 是指运动过程中调整和控制身体姿势稳定性的能力，又分为自动态平衡和他动态平衡。

1）自动态平衡：是指人体在进行各种自主运动，如由坐到站或由站到坐等各种姿势间的转换运动时，能重新获得稳定状态的能力。

2）他动态平衡：是指人体对外界干扰，如推、拉等产生反应、恢复稳定状态的能力。

3. 平衡功能训练的基本原则

（1）支撑面积由大变小。

（2）稳定极限由小变大。

（3）从静态平衡到动态平衡。

（4）逐渐增加训练的复杂性。

（5）从睁眼到闭眼。

（6）因人而异，循序渐进。

4. 锻炼平衡功能的好处

（1）降低跌倒风险。

（2）改善身体协调性。

（3）强化核心肌群。

二、中医视角下的运动锻炼

（一）中医对运动的认识

中医认为的"运动"并非单纯的肢体活动。古文中，"动"主要指身体四肢的活动、动作，简言之即通常所说的"锻炼身体"，以锻炼肌肉体格为主，而"运"则主要指身体内部气血的运行与调节。因此，中医所讲的"运动"不仅包括一般意义上的体格锻炼，更重要的是包含对机体五脏六腑、气血功能的锻炼。两者合一，才是中医提倡的完整"运动"。

运动有利于五脏，脾主四肢、肌肉；肝主筋；肾主骨；心主神；肺主气，司呼吸。中医强调身体的阴阳调和，认为人体是一个整体，须动静结合。静与动，正如阴与阳，互根互用、相互制约。心为阳中之太阳，主动；肾为阴中之少阴，主静。动者，助生阴；静者，助藏精。不能因为强调动而忘了静，要动静兼修，动静适宜，水火共济，各脏腑发挥正常的生理功能，机体才能健康。如此，在锻炼过程中内练精神、外练形体，使内外和谐，体现出"由动入静""静中有动""以静制动""动静结合"的整体思想。

（二）运动锻炼要有"度"

运动要有度，过度运动反而会耗伤阳气。阳气为生命的根本，过度耗阳，即耗损生命。《素问·宣明五气》曰："五劳所伤：久视伤血，久卧伤气，久坐伤肉，久立伤骨，久行伤筋。"孙思邈也在《备急千金要方》中提道："养性之道，常欲小劳，但莫大疲及强所不能堪耳。"对于正常成年人的运动量，以每分钟心率达到140次为宜；而对于老年人的运动量，以每分钟达到120次为宜。过度运动，即会损及健康。

中医还强调"津血同源"，津液在体内起着润泽、滋养的作用，而血液则负责输送营养和氧气，共同维持机体的正常功能。高强度的运动虽然能够增强心肺功能和肌肉力量，但同时也会导致大量出汗。出汗是机体调节体温的一种方式，但过度出汗则可能引起津液的流失。中医认为，精气血津液都是由脾胃水谷精微化生而来，在总量恒定的情况下，化生的津液越多，相应的气血就会越少，进而容易导致气血两虚的状况。

因此，我们应该选择那些能够促进气血循环而又不过度消耗津液的运动方式，如太极、八段锦、易筋经、五禽戏等。这些运动以其缓慢、柔和的动作，结合呼吸训练，帮助身体放松，促进机体平衡，有助于促进气血运行，调和阴阳，进而提高机体的免疫力。

（三）运动锻炼要顺应自然

中医强调天人合一，人与自然和谐相处，认为人体的生理活动应顺应自然界的阴阳变化。《黄帝内经》作为中医学的经典著作，在《素问·生气通天论》中对此有着深刻的阐述。中医认为运动要顺应四时规律，因季节而变化的运动方式有助于保持健康。

春季：适合户外散步，有助于活血祛湿，调整身体气机。夏季：水上运动，如游泳或皮划艇，有助于清热解毒，调整体温。秋季：山地徒步，促进气机下降，平衡五脏功能。秋冬时节，阳气潜藏。若在秋冬季节开展大量运动，即逆反四时。建议在晴好的日子去公园晒太阳、散步、打太极、练八段锦，使周身微微汗出，也可以进行室内瑜伽，保持体内能量平衡，增强抵抗力。

人体的气血运行和脏腑功能在一天中也呈现出不同的状态和特点。清晨，随着自然界阳气的升发，机体的阳气也随之旺盛。适当的晨练不仅能够促进气血流通，增强机体的免疫力，还能提高机体活力、振奋精神。然而，到了傍晚，自然界的阳气开始收敛，人体的活动也应随之放缓。夜间不宜进行剧烈运动，因为这样不仅会打破人体的自然节律，还会使本应闭合的腠理被迫张开，使外邪有机可乘。因此，晚间应选择一些轻松的活动有助于身心放松，帮助睡眠，促进机体恢复。

（四）运动锻炼要以人为本

中医以人为本，关于运动方式的选择，推崇因人制宜。需要结合个人的体质和健康状况，选择最适宜自己的运动方式，才能达到最佳的养生效果。对平素体弱的老年人来说，由于肌肉力量减退，协调能力较差，宜选择动作缓慢柔和、肌肉协调放松、全身能得到活动的运动，如散步、太极、八段锦等；而对于年轻力壮的人，则可以尝试一些适中强度的运动，如慢跑、游泳、打篮球、踢足球等，以微汗为度，避免暴汗。对从事脑力劳动者来说，宜少参加一些使精神紧张的活动，而体力劳动者则应多锻炼在职业劳动中很少活动的身体部位。

同时，中医强调饮食和运动的协调是健康养生的关键。根据中医理论，不同的食物性味对五脏有不同的影响。因此，运动前后的饮食也需要有所调整。一般建议运动前食用易消化的食物，如粥、水果，保持体内清爽，避免运动过程中出现不适。运动后则不可立即进食，先喝温热的米汤、稀米糊、玉米汁之类补充津液，休息片刻后再进食，避免进食过快引起肠胃不适。

（五）中华传统功法介绍

1. 太极拳　太极拳是以中国传统儒、道哲学中的太极、阴阳辨证理念为核心思想，集颐养性情、强身健体、技击对抗等多种功能为一体，结合易学的阴阳五行之变化、中医经络学、古代的导引术和吐纳术形成的一种内外兼修、柔和、缓慢、轻灵、刚柔相济的中国传统拳术。太极为名，取易理以太极圆柔连贯、阴阳合抱之势为法，招式神韵为阴阳互根、消长、转化之理。其形体动作以圆为本，招式由各种圆弧动作组成，拳路构成太极图形，连绵起伏，动静相随，虚实相间，圆活自然，变化无穷，锻炼时心神宁静，全神贯注，呼吸匀长，沉肩坠肘，松胯宽腰，定根于脚，发劲于腿，主宰于腰，形动于指，强调以腰部为轴，全身协调，浑然一体，使经脉畅达，气血周流。它要求以静制动，以柔克刚，避实就虚，借力发力，主张一切从客观出发，经常练习可以达到调整脏腑、疏通经络、补益气血等效果。

2. 八段锦　八段锦是中国古代气功功法。在我国古老的导引术中，八段锦是流传最广、对导引术发展影响最大的一种。是由八组不同动作组成的健身术，因其效应如精美华贵的丝帛、锦绣般珍贵而得名，早在南宋洪迈的《夷坚志》中已见其名，明代以后在《类修要诀》《遵生八笺》《保生心鉴》等养生专著中均有收录，流传甚广，流派较多。其特点是通过不同运动导引，以意调形，气随意动，轻灵活泼，节节贯穿，舒适自然，虚实相生，刚柔相济。经常练习八段锦可以疏通经络，消积化瘀，增力益聪，保津益气，减脂降压，畅通气血，疏筋柔体，强体增智。

3. 易筋经　易筋经产生于秦汉时期，原为术士的导引之术，于唐宋年间传入少林，成为僧人们打坐参禅之余、活血化瘀的健身功法。明清间"少林版"《易筋经》开始流传于民间。易筋经的"易"为改变的意思，"筋"泛指筋脉、肌肉、筋骨，"经"指方法。古有"一年易气，二年易血，三年易精，四年易脉，五年易髓，六年易骨，七年易筋，八年易发，九年易形"的描述。易筋经流传以来，其练功方法广为气功、武术、医疗所采用，以达到锻炼身体、增力壮骨、祛病延年的目的。练功中，动作尽量舒展缓慢，用力适度，刚柔相济，神态安宁祥和，精神内守。初习者以自然呼吸为宜，由浅入深，由易变难，逐渐与呼吸配合。练功后注意保暖，并适当做肢体放松运动。经常练习易筋经，具有强健体魄、预防疾病的功效。

4. 五禽戏　五禽戏是由东汉名医华佗效仿动物虎、鹿、熊、猿、鸟（鹤）的活动所创造的体操健身运动，对躯体及五脏都有良好的锻炼效果，所传颇广。它是一种外动内静、动中求静的功法，习练时应做到外动内静，动中求静，刚柔并举；练内练外，内外兼备；有动有静，动静相兼。可单练一禽之戏，也可选练一两个动作。五禽戏有 5 种类型的动作，各类典型动作：①虎寻食；②鹿长跑；③熊撼运；④猿摘果；⑤鹤飞翔。练时要求模仿得逼真，不仅形似，而且神似，如虎的威猛扑动，鹿的伸颈回首，猿的机灵敏捷，熊的深厚沉稳，鸟的展翅翘立。还应逐步做到心静体松，动静相兼，刚柔并济，以意引气，气贯全身，以气养神，精足气通，气足生精。坚持练习，就能起到调养精神、调养气血、补益脏腑、通经活络等作用，对高血压、冠心病、神经衰弱等慢性疾病，均有较好的治疗和康复作用。

三、设计个人化运动计划

（一）了解个人化运动计划的重要性

个人化运动计划是根据个人情况量身定制，充分考虑了个人身体状况、运动目标、个人偏好和可用资源等诸多因素，能够有效提升运动效率，减少受伤风险。与此同时，由于个体化运动计划更符合个人的生活节奏和偏好，因此这一运动方案更容易被长期坚持，从而实现运动目标。

（二）制订个人化运动计划的原则

1. 针对性原则 针对个人的身体状况及运动能力，制订有针对性的训练计划，以提高自身运动的薄弱环节和弥补不足之处。

2. 适宜负荷原则 根据个人的身体状况和恢复能力，合理安排训练负荷和要求，避免过度训练或训练不足。

3. 周期性原则 根据运动周期和个人的生理特点，制订周期性的训练计划，使身体在不同的阶段达到最佳状态。

4. 个性化原则 根据个人的特点和个体差异，制订个性化的训练计划，以最大限度地发挥自身的潜力。

5. 可操作性原则 制订的训练计划必须具有可操作性，能够在实际训练中加以实施和调整。

（三）制订个人化运动计划的要点

1. 健康评估与目标设定

（1）健康评估 首先，在开始任何运动计划之前，要对自己的健康状况进行全面评估，包括基本的生理指标（体重、BMI、心率、血压等）、体能水平、健康风险因素等方面。通过体检或健康问卷的方式，可以了解到自己的健康状况，包括身体是否存在潜在的健康问题，以及是否有可能影响日常运动锻炼的因素。必要时，寻求专业医疗人员的建议，以确保运动计划的适宜性。

（2）运动目标设定 在了解了自身的健康状况后，可以根据自己的需求和期望设定运动目标。目标应该是具体、可测量、可达成、相关性高和时间限定的（SMART原则）。这些目标可以是健身减肥、增强体质、提高运动能力、提高心肺功能、增肌、改善姿势和平衡性等方面。设定明确的运动目标有助于更好地制订后续的运动计划，并在锻炼过程中有所依据和动力。

2. 运动类型选择与频率安排

（1）主要运动类型 根据自己的兴趣爱好和身体状况，可以选择适合自己的运动类型。常见的有氧运动包括跑步、游泳、骑行等；肌力训练可以选择俯卧撑、哑铃训练等；柔韧性训练可以选择瑜伽、拉伸等。对有的人来说，团队运动更有吸引力，而有的人可能更喜欢独自进行的活动。选择使自己感到愉悦的运动，可以大大提高持之以恒的可能性。

（2）运动频率与时长 针对每种运动类型，需要制订每周的运动频率和时长。根据你的体能水平和日常时间安排，设定适合自己的运动强度和频率。对于初学者来说，可能需要从低到高逐渐增加运动量。觉得可以提升运动量的时候，按照10%法则更新运动计划——每次增加的强度、时间、总量不要超过原先活动量的10%。这样能够做到循序渐进，不至于超出身体的负荷。通常建议每周进行3～5次有氧运动，每次30～60分钟；进行2～3次肌力训练，每次20～40分钟；进行1～2次柔韧性训练，每次20～30分钟。

3. 运动内容与计划安排

（1）有氧运动　有氧运动可以有效提高心肺功能。可以选择跑步、骑行、游泳等，每周安排3～5次，每次30～60分钟。

（2）肌力训练　肌力训练可以增强肌肉力量和耐力，促进肌肉生长和发展，促进身体健康发展。可以选择俯卧撑、器械练习等项目，每周进行2～3次，每次20～40分钟。

（3）柔韧性训练　柔韧性训练可以增强身体柔韧性和关节稳定性，预防运动损伤。可以选择瑜伽、拉伸等项目，每周进行1～2次，每次20～30分钟。

（4）制订每周计划

周一：有氧运动（跑步30分钟），力量训练（哑铃训练30分钟）。

周二：休息或进行轻松活动（散步30分钟）。

周三：有氧运动（游泳40分钟）。

周四：力量训练（俯卧撑20分钟），柔韧性训练（拉伸20分钟）。

周五：有氧运动（慢跑60分钟）。

周六：休息或进行轻松活动（太极拳20分钟）。

周日：有氧运动（骑行40分钟）、柔韧性训练（瑜伽30分钟）。

（四）慢性病患者的个人化运动注意事项

1. 心脏疾病患者

（1）足够的运动前热身时间和运动后缓和时间（10～15分钟），可降低运动期间或运动后冠心病发作的可能性。

（2）运动时须特别留意心脏病的一些代表性症状（包括心悸、胸闷、胸痛等），一旦出现，应立即停止运动并尽快就医。

（3）身体不适（如发烧或感冒）时不应做运动。

（4）确保运动期间补充足够水分，并根据天气情况适当地调整运动量。

（5）不稳定型心绞痛患者在急性发作期或者是治疗后稳定期，不宜做剧烈体育运动，须在医生指导下进行。

（6）安装了心脏起搏器的患者，应避免进行涉及身体碰撞的运动。

2. 糖尿病患者

（1）运动前后应自我监测血糖值，并做好记录，以了解各种运动对血糖的不同影响。

（2）服降糖药可能会导致运动期间血糖过低，患者须特别留意运动时是否出现低血糖症状，如冒冷汗、发抖、手抖和饥饿感等，在运动前适量补充碳水化合物。

（3）患有较严重视网膜病变并发症的糖尿病患者不适合进行剧烈运动或肌肉训练，以免引发视网膜脱落或出血。

（4）注意足部的保护，穿着减震且舒适的运动鞋，尽量避免足部损伤。

3. 高血压患者

（1）避免进行等长收缩的肌力训练，以免引发血压上升。

（2）高血压未得到有效控制的患者，不应进行过于剧烈的运动。

（3）服药的高血压患者不宜在饥饿或缺水时进行运动，为防止运动后血压过低，需延长运动后缓和阶段的时间。

（4）各种感染，特别是发热期，应待感染控制后再运动。

（5）不宜进行剧烈竞争性的运动项目。

（6）避免在清晨做剧烈运动，下午或傍晚锻炼较为适宜。

（7）寒冷天气室内外温差大，会导致血压波动，应注意着装，做好热身运动后再外出。

4. 超重和肥胖者

（1）在实施运动计划的初期，如果做负重有氧运动存在困难，可以用骑自行车、游泳等非负重运动代替。

（2）在选择运动种类时要量力而行，以免损伤关节、肌肉或骨骼。

第八章　睡眠与健康

"睡不着""睡不好"已经成为了现代人的通病。长期不良的睡眠习惯会对人体的神经内分泌、代谢、免疫系统造成不可逆的损伤。2025年，国家卫生健康委将"健康睡眠"纳入《"健康中国2030"规划纲要》重点推进项目，以健康睡眠促进全民健康。

一、睡眠与慢性病的关系

睡眠与慢性病之间存在密切的关系，长期睡眠障碍会导致身体各个系统出现问题，从而增加患慢性疾病的风险，这一点已被多项研究证实，具体结果如下。

1.睡眠时间过短会增加患慢性病的风险。对于睡眠时间少于或等于5小时的人群，其首次患包括糖尿病、癌症、冠心病、中风、心力衰竭、慢性阻塞性肺病、慢性肾病、肝病、抑郁症、痴呆症、关节炎等在内的多种慢性疾病的风险相较于睡眠充足的人群上升了20%。同时，此类人群的死亡风险亦相应增加了25%。

2.睡眠时间过长也会增加患慢性病的风险。对于睡眠时间达到或超过9小时的人群，他们首次患慢性疾病的风险相对升高了10%，而同时患多种慢性疾病的风险更是增加了36%。这同样适用于各类慢性疾病的预防与健康管理。

3.失眠是许多慢性疾病的常见症状之一，也是导致这些疾病风险增加的因素之一。特殊慢性病失眠症，主要是指由慢性胃炎、糖尿病、高血压等慢性疾病引起的失眠症。这些疾病导致患者对睡眠的需求降低，进而出现入睡困难、睡眠质量下降等情况。

4.睡眠与慢性病的相互作用。睡眠对身体功能的调节具有至关重要的作用，其中包括内分泌、代谢及炎症系统等关键生理过程的调节。获得充足的睡眠对于身体的恢复和休息至关重要。然而，睡眠时间过短或过长，都可能破坏人体正常的昼夜节律，刺激炎症细胞因子的产生，甚至引发肥胖等健康问题，进而增加患一种或多种慢性病的风险，并可能提高死亡率。此外，慢性病的存在也可能反过来影响睡眠质量，导致睡眠时间减少或增加，从而进一步加剧患病风险。这种相互作用的关系使得睡眠与慢性病之间形成了恶性循环。

因此，我们应该积极采取措施来促进良好的睡眠，促进身体全面健康。

二、失眠

睡眠障碍包括失眠障碍、过度嗜睡障碍、睡眠相关呼吸障碍、睡眠－觉醒昼夜节律障碍、睡眠相关运动障碍和异态睡眠障碍，其中以失眠障碍最为常见，成为日常生活中人们最为关注，也最为常见的睡眠问题。

在中医学中，失眠被赋予了一个专门的术语——"不寐"，其典型特征在于无法获得应有的宁静睡眠，主要表现为睡眠时间的短暂或深度不足。轻者入睡困难，或寐而不酣、时睡时醒，或醒后不能再入睡；重则整夜辗转反侧，无法入眠，常影响正常的工作、生活、学习和健康。

中医对失眠的临床观察及研究拥有悠久的历史。《黄帝内经》称之为"目不瞑""不得眠""不得卧"。《难经》首次使用"不寐"一词来指代失眠。《黄帝内经》认为失眠的根源在于气血阴阳失调，导致人体无法正常进入睡眠状态。

中医认为失眠的病因主要包括外邪侵袭、情绪波动、过度思虑或受到惊吓，以及先天体质虚弱、操劳过度、长期疾病或年迈体衰等因素。其病理机制在于阴阳失调、气血不和，心、肝、胆、脾、胃、肾等脏腑功能紊乱，从而扰乱了心神，以至于影响睡眠。

（一）失眠的定义与分类

1.定义　失眠是指在拥有适当睡眠机会和良好睡眠环境的情况下，个体对睡眠时长和（或）睡眠质量感到不满，进而对日常社会功能产生不良影响的主观体验，是一种常见的睡眠障碍。

2.分类　根据失眠持续时间的不同，可以分为慢性失眠和短期失眠。

（1）慢性失眠　主要表现为对睡眠总时长或者睡眠质量不满意，包括入睡时间超过30分钟、频繁醒来或醒后难以再次入睡及早醒，并因上述症状影响日间功能（疲劳或精力差、日间困倦、注意力或记忆损害、情绪紊乱、工作或学习功能受损、人际或社会功能受损、对照料者或者家庭功能有负面影响等）。若上述问题每周至少出现3次，并持续超过3个月，且在给予充足的睡眠时间后这些问题仍然存在，就可以诊断为慢性失眠。

（2）短期失眠　又称适应性失眠或急性失眠，与慢性失眠在持续时间和频率上有着明显区别。其持续时间通常少于3个月，且发生频率较低，尽管如此，短期失眠也能明显影响日间功能。一般而言，短期失眠多与压力性事件或心理与环境的显著变化有关，尤其是那些引发情绪波动的因素。

（二）中医病因和病机

人的睡眠依赖于人体的"阴阳平衡"来维持其正常运作，阴阳之气自然而有规律地转化是确保睡眠质量的重要因素。在生理状态下，脏腑调和，气血充足，心有所养，阳气按照自然规律进入阴分，从而使人进入睡眠状态。不寐的病因多与饮食不节，情志不畅，劳逸失调，以及体质虚弱或疾病之后导致的阳盛阴衰、阴阳失衡有关。

1. 情志失调 情绪极端如过度喜悦、愤怒、忧虑、悲伤、恐惧、惊慌等都有可能引起失眠。其中，心、肝、脾三脏与失眠的关系最为密切。心主血脉，统摄神志；肝藏血，为魂之舍；脾主运化，藏意，与思虑紧密相关。心、肝、脾功能失调更容易失眠。

2. 饮食不节 饮食失调，暴饮暴食，损伤脾胃运化功能致宿食停滞，影响胃气升降之职，胃气失和，阳浮越于外，以致睡卧不安。此种原因引起的失眠往往伴有脘腹胀满疼痛、恶心、呕吐、嗳腐吞酸等症状。

3. 肝胆郁热，痰火上扰 若肝胆之经有痰热郁结，痰火炽盛，则会上扰心神，从而引发心烦与失眠的症状，如《景岳全书·不寐》云："痰火扰乱，心神不宁，思虑过伤，火炽痰郁而致不眠者多矣。"《血证论·卧寐》中有"肝经有痰，扰其魂而不得寐者……"肝胆经有热痰上扰，还可能引发口苦、目眩的症状；如果痰郁阻滞气机，则可能出现头重、胸闷、恶心、嗳气等表现。

4. 心虚胆怯，神不守舍 平时心胆素虚、善惊易恐的人，容易出现睡眠问题。心气不足时，心神无法得到充分的滋养，因而导致心神不宁；胆气虚，会影响全身脏腑的功能，尤其是心脏，使得心神不宁，进而引发失眠。

5. 久病体弱，精血亏虚 由于先天禀赋不足，过度房事损耗肾阴，无法滋养心阴，导致阴阳失衡，或者长期患病的妇女因持续或产后失血，导致气血亏虚，心血不足，无法滋养心神，使心神失养，从而引发睡眠问题。

诱发失眠的病因很多，主要与心、肝、脾、肾密切相关。其核心病机在于心肝胆脾肾脏腑功能失调，阴阳气血失和，以致心神失养或心神被扰，进而引发失眠。

（三）西医病因和发病机制

1. 遗传因素 家族研究显示失眠具有显著的家族聚集性。此外，有家族史的普通人群发病率是无家族史人群的3倍。进一步的家系研究和双生子研究显示，失眠的发生原因有30%～60%可归因于遗传因素。

2. 年龄因素 年龄是影响睡眠的主要因素之一，不同年龄的人对睡眠的需求量存在较大差异（表8-1）。

表8-1 各年龄层睡眠时长（供参考）

人群	睡眠时长
新生儿	16～20小时
幼儿	9～12小时
儿童	9～10小时
成年人	6～8小时
老年人	5～6小时

3. 性别因素 睡眠存在较大的性别差异，女性的睡眠时间通常比男性少，同一年龄段女性失眠的发生率是男性的2倍。睡眠的性别差异主要与体内激素分泌的水平有关，女性在一些"特殊时期"更容易失眠，如更年期，由于激素水平的影响，36%的更年期女性主诉睡眠时有潮热、出汗等更年期症状，导致睡眠质量下降。有研究显示，97%的孕妇在妊娠第7～9个月期间有几乎整夜睡不着的体验。

4. 吸烟 吸烟对人的睡眠质量影响非常大，与不吸烟的人相比，吸烟者的入睡时间、睡眠维持时间均有受损，并且睡眠时间减少与吸烟量成正比。烟草中的尼古丁会导致心率加快、血压升高，引起快速脑电波运动，增加血液中某些激素的含量，从而扰乱睡眠，引起各种睡眠问题。而且吸烟和睡眠不良之间是相互影响的，吸烟引起睡眠不良，睡眠不良导致的疲劳、注意力不集中、工作效率下降等会促使吸烟者需要更多烟草的刺激来提神，从而陷入恶性循环。

5. 酒精与咖啡因 有人认为喝酒有助于睡眠，喜欢在睡前喝点酒，实际上这是一种误解。虽然睡前喝酒可以缩短入睡时间，但会使深度睡眠时间显著减少。研究表明，大量饮酒会对睡眠稳定性产生不良影响，引起睡眠结构改变。咖啡因也是影响睡眠的重要因素之一，咖啡因的摄入会延长睡眠潜伏期，增加入睡后觉醒次数，减少深睡眠、睡眠总时间并降低睡眠效率，影响睡眠质量。

6. 生活方式

（1）睡前使用手机、观看电视 许多人喜欢在睡前使用手机或观看电视，这样的生活习惯会对睡眠有很大的影响。睡前使用手机会使人比较兴奋进而难以产生困倦感，从而延迟并缩短有效的睡眠时间。另外，睡前使用手机或观看电视会抑制褪黑素的正常分泌，扰乱睡眠节律，使睡眠质量下降。

（2）夜宵 部分人群有吃夜宵的习惯，晚上摄入过量的油炸、辛辣刺激性食物，不仅可能对消化系统造成负担，导致消化不良，还可能引发肠胃不适，进而影响夜间睡眠质量。中医认为"胃不和则卧不安"，强调了胃肠健康与睡眠质量之间的密切关系，胃肠舒适、和顺才能保证优质睡眠。

7. 躯体疾病 有慢性内科疾病的人群容易出现睡眠问题，而失眠人群罹患各类内科疾病的发生率显著高于非失眠人群。目前越来越多的研究证实失眠可增加多种内科疾病的发病风险，如糖尿病、心血管疾病及癌症的发病风险。

8. 心理社会因素 现代人的生活压力大，容易出现"过劳"现象，轻度疲劳可以促进睡眠，但是过度疲劳则会妨碍入眠。如果睡前仍处于紧张的工作状态，即使身体疲劳，但大脑仍处于亢奋状态，睡眠质量易受到影响。除此之外，情绪问题也是导致失眠的常见原因。睡眠的好坏与精力、体力、情绪、注意力等心理状况密切相关。焦虑、愤怒、抑郁、兴奋等不良情绪会影响睡眠，而失眠又会加重不良情绪，影响人的工作和生活，形成恶性循环。

（四）日常管理和预防

1. 中医保健

（1）精神保健 传统的保健功法如五禽戏、六字诀、八段锦、易筋经、吐纳及瑜伽等对睡眠均有促进作用。找一个宽敞、空气新鲜的场地，穿宽松舒适的服装，早晚各练习一次。

（2）饮食保健 中医认为"药食同源"，食物也有保健和治疗的功效。药膳食疗不良反应小，主要治疗轻度失眠及辅助治疗中重度失眠，无法代替药物。有很多药膳既是食物又是药物，国家卫生健康委员会公布了 103 种既是食品又是药品的中药名单，可以作为参考，如直接或间接具有安神助眠作用的有酸枣仁、茯苓、淡竹叶、百合、大枣、龙眼肉、莲子、栀子、淡豆豉、决明子、菊花、佛手、阿胶、郁李仁、紫苏叶等。

2. 规律作息 规律的作息主要是指要保持相对固定的入睡和起床时间及个体建立相对稳定的生物钟。好习惯决定好睡眠。人体有一个生物钟，调整人类的作息规律使之与大自然同步。作息时间不规律会导致入睡困难、频繁醒来、早醒、睡眠质量下降等问题。最佳入睡和起床时间没有明确的规定，但应该遵循大自然的昼夜节律。虽说我们可以在一定程度上调整作息规律，但这是有限度的，若超出一定限度则易产生疾病。

人们常说的"夜猫子"很可能是睡眠时相延迟综合征患者，其常见于青少年，主要表现为在昼夜周期中夜间睡眠时间后移，即入睡晚和起床晚。这些人通常在零点之前很难入睡，但是一旦睡着之后，他们的睡眠质量与时间均无明显异常。同理，过早醒来很可能是睡眠时相提前综合征，其多见于老年人，主要表现为睡眠起始和醒来时间提前。他们经常在晚上 9 点前入睡，早上四五点就会醒来，但是这些人群总体的睡眠时间和质量都是正常的。

不良的作息习惯破坏了睡眠－觉醒节律，引起不必要的睡前兴奋，从而导致失眠，可通过行为调节不良作息习惯来改善睡眠。常见的不良作息规律包括睡眠时间无节律、午睡或卧床时间过长、经常熬夜等。例如，平时的工作学习非常忙，一周都在熬夜或者早起，那么你可能觉得可以通过在周末睡懒觉来补充之前不足的睡眠。事实证明，个体最好保持一个规律的作息，虽然在周末补觉可以缓解身体的疲劳，但这可能会使你在工作日更加难以入睡。如果真的睡眠不足，能多睡一会儿当然很好，但这并不是长久之计，也不能弥补睡眠不足带来的负面影响。生活中养成良好的睡眠习惯才是关键。

如果存在睡眠问题，可以尝试以下两种疗法来调整自己的睡眠习惯。

（1）刺激控制疗法　只有在有睡意时才上床；如果卧床 20 分钟不能入睡，应起床离开卧室，可从事一些简单活动，等有睡意时再返回卧室睡觉；不要在床上做与睡眠无关的活动；不论何时入睡，应保持规律的起床时间；避免日间小睡。

（2）睡眠限制疗法　减少卧床时间以使其和实际睡眠时间相符，在睡眠效率（实际睡眠时长／卧床时长）维持在 85% 以上至少 1 周的情况下，可增加 15 ～ 20 分钟的卧床时间；当睡眠效率低于 80% 时则减少 15 ～ 20 分钟的卧床时间；当睡眠效率在 80% ～ 85% 则保持卧床时间不变；可以有不超过半小时的规律的午睡，避免日间小睡，并且保持规律的起床时间。

3. 改善睡眠环境　温馨舒适的睡眠环境有助于改善睡眠质量、延长睡眠时间。舒适的睡眠环境包括适宜的卧室温度、舒适的寝具、柔和的灯光等。睡觉时室内温度在20 ～ 23℃最为适宜，若在 20℃以下，我们会因为冷而蜷曲身体并裹紧被子，有的人还会不知不觉地形成蒙头大睡的姿势，这对呼吸新鲜空气非常不利；而超过 23℃则会让人感到热，这时新陈代谢加快，出汗增多，能量消耗增加，也会影响睡眠，并且醒后会出现疲劳、困倦的感觉。

影响睡眠的寝具主要包括床、床垫、枕头等，正确选择寝具与睡眠质量有重要的关系。合适的床垫能够使人的全身得到充分放松，如果身体与床面的接触面积过小，重量仅集中在肩部、臀部、腰部等部位，就会使这些部位承受过多的压力而导致血液循环不畅，致使大脑指挥身体增加翻身次数以改善血液循环，而夜间过多翻身则会使人产生浅睡眠的现象。枕头高度以自己的拳高为宜，宽度以自己的肩宽为宜，软硬应适中。理想的枕头应该具备以下几点：保持脊柱的正常水平位置；可以很好地适应颈部和头部外形；可以支撑头部；可以使颈部和脊柱处于一条水平线上。

卧室的灯光不宜太亮、太刺眼，柔和、偏暗的灯光会促进睡眠，过量的光线会抑制松果体分泌褪黑素。褪黑素是一种有助于睡眠的物质，可以抑制交感神经兴奋，使血压下降、心率减慢，增强免疫力，缓解疲劳。因此，晚上睡觉时应关闭电视、电脑等可以发出光线的电器，如果对漆黑环境感到恐惧或者夜间经常如厕，可以在卧室低处的墙壁上亮一盏红色或黄色的小夜灯。

此外，好的睡眠需要保持相对安静的环境，尽量避免在噪声干扰下睡觉。噪声可导致入睡困难和觉醒次数增加。因此，应该尽量控制卧室的噪声。安装隔音门窗和使用睡眠耳塞可降低噪声。如果长期在噪声严重的环境中生活、工作，应及时补充富含蛋白质和维生素 B 的食物，这样可以增强人体对噪声的耐受能力。

4. 睡前自我调整

（1）**睡眠姿势** 睡姿主要有 4 种，即仰卧、俯卧、左侧卧和右侧卧。不同的人群，最佳睡姿也不同。对于健康成人来说，仰卧位是最佳睡姿。俯卧位会压迫肺和心脏，影响呼吸，易导致心血管疾病的发生。左侧卧位睡眠会压迫心脏，一般不建议左侧卧位睡觉。而对于打鼾的患者而言，仰卧位睡眠会加重打鼾，右侧卧位是最佳的睡眠姿势。如果睡觉时经常打鼾，应该去医院检查，打鼾表明呼吸道受阻，可能患有睡眠呼吸暂停综合征，这是一种睡眠障碍，随着时间的推移会导致其他问题，要及早就医。

（2）**睡前冥想** 冥想又称静坐，是正念心理治疗中最重要的方法之一，其对于改善睡眠有很好的效果。冥想方法如下。

1）冥想姿势：盘腿而坐，双手自然舒适地放在大腿或者膝盖上，掌心朝上，身体正直，双肩放平、放松，嘴唇轻轻闭合，眼睛半闭或全闭，头颈保持正直。如果无法盘腿而坐，也可以坐在椅子上，身体正直，双腿自然下垂、双脚平放。

2）冥想技巧：专注于自己的呼吸，按自己的呼吸节奏去体验呼吸时带来的各种感受，保持开放接纳的心态。如果发现自己走神了，这是很正常的，完全没有什么关系，也不是什么问题，这时，只需要把注意力温和地带回到呼吸上来。任何时间都可以进行冥想练习。对于失眠的人，睡前进行冥想，有利于身心放松，促进睡眠。上床后半小时不能入睡，或者夜间醒来后半小时内不能再次入睡，也可以进行冥想练习，重新尝试入睡。

（3）**睡前暗示** 积极正确的睡前暗示可以帮助失眠患者缓解压力，改善夜间睡眠质量。睡前暗示包括：①当入睡困难时，有意识地想象能使自己放松的美好情景，如自己被白云围绕着，慢慢地向上飘，越飘越高，好像失去了重力。在想象的同时，全身放松让呼吸缓慢地加深；②用积极的语言鼓励自己，消除消极观念，换个角度来看待引起烦恼的事情，给予自己鼓励；③不去思考无须思考的问题，养成良好的思维习惯。

（4）科学饮食　饮食习惯对个体睡眠也有较大影响，科学饮食是睡眠卫生的重要组成部分。首先，一定要吃早餐，人体的内脏也有生物钟，按时吃饭可以调整体内的运作机制，这对睡眠有益。其次，不在睡前进食。晚餐最好在睡前 2 ～ 3 小时进行，不要吃太多东西，否则胃部的消化活动在睡眠后还在进行，身体处于兴奋状态，影响入睡。夜宵尤其是油炸、辛辣等刺激性食物，难以消化，可能引起肠胃不适，影响夜间睡眠。尼古丁、酒精、咖啡因等都会对睡眠结构、睡眠质量等有影响，睡前不应该接触此类物质。

（5）适度运动　适度运动主要包括运动时间、运动量、运动方式三个方面。运动时间以早晨或傍晚为宜，睡前 3 小时内应避免大量运动，因为睡前剧烈运动往往会加重失眠。运动量因人而异，可以根据自己的具体情况调整，若每周能坚持运动 3 ～ 5 次，每次 30 ～ 40 分钟，对于改善睡眠有良好的效果。运动方式以有氧运动为宜，如快走、慢跑、游泳等。对于中老年人来说，运动后"心率＋年龄"不应超过 170。如 60 岁的老人，运动后的心率不应超过 110 次 / 分，否则就是过度运动。不要透支体力，劳逸结合才是最好的工作、学习、娱乐方式。

5. 其他　人的睡眠质量会受到生活事件、情绪起伏、环境改变等多种因素的影响，会呈现很自然的高低起伏。睡眠是很自然的事情，偶尔没睡好也是正常的事情。过分地关注睡眠反而会引起失眠，称之为心理性失眠。往往越是努力地让自己入睡，就越难以入睡，容易增加睡眠前的兴奋和焦虑程度，从而形成恶性循环，更难入睡。因此，日常生活中应放平心态、顺其自然。

（五）睡眠小贴士

1. 睡前 4 ～ 6 小时内避免接触兴奋性物质（咖啡、浓茶或吸烟等）。

2. 睡前不要饮酒，特别是不能利用酒精帮助入睡。

3. 规律安排适度的体育锻炼，睡前 3 ～ 4 小时应避免剧烈运动。

4. 睡前不宜暴饮暴食或进食不易消化的食物。

5. 睡前 1 小时内不做容易引起兴奋的脑力劳动或观看容易引起兴奋的书籍和影视节目。

6. 卧室环境应安静、舒适，光线及温度适宜，保持规律的作息时间。

第九章　压力与健康

人常与压力为伴。有些压力是我们能够觉察到的显性压力，有些则是未觉察到的潜在隐性压力。这些压力有时来自生活的烦恼、困难，有时来自工作与人际关系的不顺利，以及自然环境和社会环境的变化。在压力与健康的关系中，与个体相匹配的适度压力强度会成为目标和动力，起到锻炼神经功能和器官功能的作用，进而促进健康；若没有任何压力，人会变得无所事事、空虚无聊，失去价值感与成就感，甚至可能导致疾病；若压力过大且未能妥善调节，超出承受能力，则会损害健康，轻者出现亚健康、神经衰弱、失眠、疲劳、乏力等状况，重者则会患上高血压、糖尿病等慢性疾病，以及焦虑、抑郁等心理障碍。

一、应激与应激反应

1. 定义　压力在心理学上通常也被称为应激，当压力性事件作为应激源被大脑感知到的时候，生理和心理的自身稳定状态、平衡会被打破，大脑作为司令部就会调动全身的各个系统和器官发生一系列的改变，机体发生的反应变化称为应激反应。

2. 生理应激　战斗－逃跑反应是由应激生物理论学家坎农提出的，他指出某些干扰性刺激影响机体内外环境时，机体内平衡被打破，体内交感－肾上腺髓质系统被激活，肾上腺髓质分泌增加，引起心率加快，血压升高，呼吸加快，心肌收缩力增加，皮肤黏膜和消化道血流量减少，脑和骨骼肌血流量增加，肝糖原分解等生理变化。坎农把上述变化称为"战斗－逃跑"反应。"战斗－逃跑"反应可以解释生物生理应激反应的一系列变化，机体会经历"警戒期"—"抵抗期"—"衰竭期"的过程，长期或者反复出现应激源导致的机体自身资源耗竭，是造成生理损伤和疾病的原因，这对于人们探寻某些疾病的原因和治疗、预防有较好的指导价值。

（1）"战斗－逃跑"反应　早期人类获取食物的方式以狩猎为主，当狩猎时发现猎物（如羊），人体会自动进入战斗状态；若遭遇的是一群恶狼，当面临过大压力甚至威胁生存时，会进入"逃跑"状态。大脑感知到应激源（羊或狼群）后，神经警觉性提升，下丘脑－垂体－肾上腺轴被激活，压力激素水平升高，促使身体进入随时准备"战或逃"的状态。

战斗开始后，首先采用上肢策略，通过搏击或投掷等行为捕猎；若上肢策略失败，血液会迅速集中到下肢，转而采用短跑或长跑的方式追赶猎物，直至捕猎成功。战斗过程中，心跳加快、呼吸急促、肌肉紧张等均为正常生理反应。若长时间未能结束战斗（如长时间追踪猎物），身体会持续处于耗能模式：即便困倦，大脑仍保持高度警觉状态，无法放松入睡；即便饥饿，也会因胃肠道血液供应不足而缺乏食欲；即便身体被划伤，也因疼痛感可能影响捕猎而暂未感知。若战斗持续，失眠、心慌胸闷、肌肉紧张性酸痛、疲劳、手抖、出汗等症状会陆续出现。通常，成功捕获猎物后战斗结束，个体会优先饮水以补充血容量，随后充分休息睡眠，此时肌肉放松，胃肠道功能恢复，苏醒后便会感到饥饿并开始进食。战斗反应是大脑与身体的完美配合，是机体为适应生存而自动产生的本能反应。

逃跑开始后，因为死亡的威胁，大脑警觉性更高，身体动员程度更剧烈，甚至可能出现"软瘫"、昏厥、假死、二便失禁等状况。若逃跑成功，经休息调整后症状消失，身体逐渐恢复正常；若逃跑失败或压力持续过久，个体难以承受，身体将进入耗竭状态，直至衰竭，引发疾病。

（2）"战斗－逃跑"反应的发展　随着人类的进化发展，获取生存资源的方式不再是真实的狩猎、战斗和逃跑，但事实上我们似乎每天都在"升级打怪"，只不过"怪兽"有时是考试升学，有时是紧张的人际关系，有时是不顺利的婚姻和工作，有时是健康问题等。面对这些压力性问题时，我们就好像是战场上的战士，始终处于战争没有结束的状态，虽然很疲劳，很想休息，但因为战争没有结束，仍然处在高度警觉的状态下，敌人随时可能出现，即使疲劳到想睡觉想休息，也是保持着紧握武器的姿势休息，大脑一部分在休息，还有一部分仍然保持着高度的警觉性，稍有风吹草动就可以醒来投入战斗，来保证自己能够生存下来。如果困难情境一直持续存在，迟迟难以解决，又必须面对，就会持续地出现心身不适症状，导致入睡困难、眠浅易醒、心慌胸闷、肌肉酸痛、紧张性头痛、胃肠道功能紊乱和心理焦虑、抑郁、恐惧、不安全感等心身疾病。当现代人类"打怪升级"时，身体仍会本能地调动最原始的"战斗－逃跑"生存防御反应，而人类本能的"战斗－逃跑"机制也仍然在发挥作用。

3. 心理应激　在不同的机体上，并非所有相同的应激源都会引起同样的应激反应。有的机体抗压能力强，不易患病；有的机体抗压能力较弱，容易患病，是因为心理社会因素起到了重要的作用。如个体的认知评价、个性特征、应对方式、社会支持、从小到大的成长经历、家庭抚养方式和能力训练等。

美国心理学家拉扎鲁斯提出了应激的认知评价理论，可以解释心理应激反应。拉扎鲁斯提出，心理应激是以认知评价为核心的个体与环境交互作用的过程。在这个过程中，如果个体把环境事件评价为有害或具有威胁，就会消耗个体的适应性资源，从而导致个体的身心处于紧张状态。所以，当事件和责任超出当事人应对能力的范围时就会产生心身紧张状态。因此，在应激影响下，个体会对应激源做出生理和心理两个层面的反应，而个体对事件的认知评价、应对方式及个体的个性、心身特点等其他因素则在应激源和应激反应之间发挥了重要的中介作用。因此，这个心理应激理论就很好地解释了为什么人们面对相同的应激源会出现不同的反应，如面对婚姻的破裂，有的人悲伤、有的人愤怒、有的人抑郁，而有的人快乐、有的人平静。

4. 应激与疾病和健康的关系　适度的应激有助于维持机体正常的生理和心理功能。例如，适度的心理应激可以激励人们投入行动，适应环境，提高工作和学习效率。适度的应激还有助于个体成长和发展，早年的心理应激经历可以丰富个体的应对资源，提高其在生活中的应对和适应能力，因此儿童期适度的挫折教育有助于心理发展。此外，适度的应激唤醒有利于机体在遇到突发的压力性事件时能迅速全面动员自身的潜能，从而应对不良应激。但频繁、强烈而突发的应激会造成机体的唤醒不足或者是过度唤醒，导致过度的紧张疲劳、适应能力减弱，导致心身功能和社会功能障碍。持久和慢性应激还会使机体处于长期紧张和适应不良的状态，导致神经内分泌功能紊乱、自主神经功能失调、免疫功能下降，引发心身疾病和心理障碍。应激还会引起机体负性认知、社会适应能力下降和行为障碍，严重的甚至会导致自杀、物质滥用及依赖。

二、压力与慢性病

1. 压力对慢性病的直接影响

心血管系统：压力会导致血管壁内侧发生破损，形成血管增厚和阻塞，进而引发冠心病或脑出血。有研究表明，长期面对压力的人患心血管疾病的风险增加。

消化系统：压力对消化系统也有不良影响，可能导致胃溃疡、肠功能紊乱和食欲下降等问题。这些病症如果长期存在，可能会发展成慢性疾病。

代谢系统：压力状态下，频繁储存和分解营养物质会消耗大量能量，长期如此会使人容易疲劳。同时，压力还可能导致胰岛素分泌不足和细胞对胰岛素的敏感性降低，从而增加患糖尿病的风险。

免疫系统：长期压力下，过度分泌的糖皮质激素会抑制淋巴细胞的再生，甚至杀死大量淋巴细胞，削弱免疫系统的功能，使人们更容易生病。

2. 压力与慢性病的间接关系

心理健康问题：不可控的压力会让人感到无助和绝望，可能导致人们放弃努力，进而引发抑郁症等心理健康问题。这些心理健康问题如果长期存在，也可能发展成为慢性疾病。

不良生活习惯：面对压力时，人们可能会采取一些不良的生活习惯来应对，如吸烟、酗酒、暴饮暴食等。这些不良习惯会增加患慢性疾病的风险。

三、压力管理

压力管理既需要锻炼身体，保持良好的身体状态，也需要练习心理状态的弹性，保持心理状态的松弛有度，从而增强抗压能力。抗压能力强的机体，就像是爬一次黄山可以在 1 ～ 2 天内恢复身体状态，而抗压能力弱的机体，爬完黄山需要 2 ～ 3 周才能恢复到正常状态。

那么如何练习呢？练习的方式有很多，以下着重介绍运动、放松、求助和自我状态调整管理技术。

1. 适度的、规律的有氧运动 有氧运动类似经历一次真实的"战斗－逃跑"反应，会使心跳加快、呼吸急促、身体微微出汗等。大量研究证明，这类运动既能保持身体机能的良好状态，又能降低压力激素水平，增加内源性快乐激素的释放，对生理和心理、情绪都能起到良好的调节作用。这解释了为什么经常运动的人在有压力的情况下，更容易恢复到常态。选择任何喜欢的运动都可以，如游泳、球类、慢跑、快走等，只要是自己喜欢且与身体状况匹配适度的运动，都会有所帮助。

2. 放松训练 放松训练对运动受限的人群是非常重要的技术，机体自然的放松方式有三种：大笑、大哭和深呼吸。放松训练包括呼吸放松、冥想放松和肌肉渐进性放松，在第八章"睡眠的日常管理"中提到的冥想练习就是很好的放松训练，可多加练习。放松训练可以使机体处于放松状态，增强抗压能力，能够维护和促进心身健康，也是治疗应激引发的各种心身疾病的有效方法。如进行呼吸放松训练时，注意力集中在当下的呼吸，把游离在彼时彼处那个不安的心神温和地牵引回来，长期练习后，不仅能改善睡眠质量，还能增加平静的力量。正念呼吸放松是平静和力量的源泉，只要掌握正确的呼吸方法，人人都能学会并从中受益。

3. 求助 每个人都有压力大到难以承受的时候，遵循自然的生老病死规律，也都会有衰老至失能、失智的阶段。没有任何个体能满足自身所有需求，亦无法解决和面对所有问题，因此当我们需要帮助时，能够寻求到所需帮助尤为重要。同时，在自己有能力提供帮助时，给予他人帮助，感受助人助己的快乐。需要避免的是，有需求却因顾虑重重而选择不求助，压抑自身需求可能会引发健康问题，故而"万事不求人"的心态不可取。其实，每一次的无助与求助，也是在为我们真正衰老至失能失智的时光做准备和练习，这样的练习与准备，既需要良好社交和沟通的支撑，也能促进个体社交与沟通能力的提升。

4. 个人心理状态的调整　观念决定行动，性格影响命运。无论个体的个性、认知观念、应对方式、交友模式如何，均可结合自身实际情况进行调整。每个人都存在多种自我状态，部分状态源于先天，部分则在后天形成，这些状态本质上均有积极意义——曾在某些困难时刻帮助个体应对困境，助力生存。每种状态都曾发挥过作用，在特定时刻属于适应性状态，但未来面对不同情境时，曾经的适应性状态可能不再适用，需要以更灵活、恰当的状态应对各类情境。人生历程无法以单一状态面对未来不同的人、事及情境。曾经的适应性状态在需要时可再次调用，无须时则暂且保留，以灵活心态创造性地调整自我状态。"活到老学到老"的状态、与时俱进的状态、"躺平"的状态、童趣的状态、专注投入兴趣爱好的状态、独处的状态、愤怒的状态、迎合或拒绝的状态等，丰富了人生体验，增强了抗压能力，促进身心健康。

综上所述，压力一直如影随形，了解真实必要的医学知识和心理学知识，保持适度运动、充足睡眠，放松精神和身体，与亲朋好友保持联系，创造性地调整自我状态，在适度压力中促进身心健康。

第十章 环境与健康

环境污染逐渐成为影响人体健康的关键因素。随着城市化和工业化的加速，空气、水、土壤等环境污染不断加剧，不仅改变了自然环境，还直接或间接地威胁人体健康。研究表明，长期暴露于不良环境中会显著增加心脑血管疾病、呼吸系统疾病、代谢性疾病和癌症等急、慢性病的风险。空气中的细颗粒物和有害气体通过呼吸道进入血液，引发慢性炎症和动脉粥样硬化；水污染中的重金属和病原体导致消化系统和肾脏损害；土壤中的有害物质及内分泌干扰物扰乱代谢，促进肥胖和糖尿病的发生。《"健康中国 2030"规划纲要》强调，构建健康环境是提升全民健康水平的基础。保护环境、改善绿色空间和推广可持续生活方式，是减少慢性病发生的重要战略举措。

一、环境因素与慢性代谢性疾病

慢性代谢性疾病包括 T2DM、肥胖症、代谢综合征、高脂血症、非酒精性脂肪性肝病和痛风等。这些疾病的发生直接源于能量代谢和内分泌功能的紊乱，且其发病率随着生活方式和环境因素的改变呈上升趋势。环境因素对这些疾病具有关键作用，通过改变食品供应、物理活动环境、空气与水质、化学暴露及社会经济条件，直接干扰人体代谢平衡和激素调控，从而推动慢性代谢性疾病的发展。

（一）食品环境与不健康饮食

快餐文化与加工食品的广泛供应使高热量、高脂肪、高糖食物成为日常饮食的重要组成部分。这类食品价格低廉、风味突出、营养密度高，导致能量摄入过剩，从而促使体重增加和脂肪沉积，进而诱发肥胖、代谢综合征及 T2DM。

（二）物理与城市环境对体力活动的制约

1. 城市化与活动空间不足　在城市化进程中，以汽车为中心的交通模式和高密度建筑布局，显著减少了步行和骑行机会。绿色空间、步行道和公共运动设施的不足直接导致居民体力活动水平降低，能量消耗减少，形成能量失衡，进而加剧肥胖与胰岛素抵抗。

2. 噪声与光污染干扰　持续的噪声污染干扰睡眠和增加压力激素分泌，直接引起心血管和代谢功能紊乱。夜间人造光源的过度暴露会扰乱生物钟，减少褪黑激素分泌，破坏昼夜节律，进一步削弱代谢调控和胰岛素敏感性，增加糖尿病和代谢综合征的风险。

（三）空气与水质污染

1. 空气污染　空气中细颗粒物（$PM_{2.5}$、PM_{10}）、臭氧、二氧化氮和二氧化硫等污染物可直接引发全身性炎症和氧化应激，损害血管内皮功能，并促使胰岛素抵抗。研究表明，污染物浓度的上升与慢性代谢性疾病的发病率和死亡率呈正相关。

2. 水质污染　饮用水中重金属（如铅、汞）和其他有害化学物质对内分泌系统造成直接干扰，破坏正常的代谢途径，降低胰岛素分泌与作用，导致代谢功能紊乱。水质问题对预防糖尿病和代谢综合征起着关键作用。

（四）化学物质暴露与内分泌干扰

1. 农药与塑化剂　工业和农业生产中广泛使用的农药、塑化剂、除草剂等化学物质直接干扰内分泌激素信号，增加胰岛素抵抗，损伤胰岛 β 细胞，改变脂肪与葡萄糖的代谢平衡。这种内分泌干扰作用是 T2DM 和肥胖发生的直接诱因。

2. 重金属暴露　重金属通过空气、水源和食品链进入人体，直接影响神经系统和内分泌系统，破坏正常代谢过程，进一步推动肥胖与糖尿病的发展。

（五）社会经济与文化因素

1. 经济压力与饮食选择　低收入家庭在经济压力下倾向于选择价格低廉但营养价值低的食品，长期食用高热量、低营养食品直接导致能量过剩和体重增加，同时也增加了患糖尿病和代谢综合征的风险。

2. 文化观念与健康教育　社会对体型的审美观念和传统文化影响个体对饮食与体重管理的重视程度。健康教育水平高的人群更易理解营养知识，选择科学的饮食与生活方式，从而有效预防慢性代谢性疾病。

（六）政策与城市规划

1. 市场监管与广告规范　政府通过严格监管不健康食品广告、征收高热量食品税等措施，改善食品市场环境，有效引导公众选择健康食品，从而降低代谢性疾病风险。

2. 环境治理与城市规划优化　推动清洁能源、控制工业排放，提升空气和水质。

同时，规划建设绿色空间、步行道和公共运动设施，促进居民体力活动，形成有利于代谢健康的生活环境。

（七）综合防控策略

为有效降低慢性代谢性疾病发病率，必须采取综合干预措施，具体如下。

1. 优化食品供应链　确保健康、营养均衡的食品供应，提升公众健康饮食水平。

2. 改善城市环境　增加绿色空间和公共休闲设施，鼓励居民积极参与户外活动，促进能量平衡。

3. 加强污染治理　通过严格监管空气与水质污染，降低有害物质排放，保障内分泌与代谢系统正常运作。

4. 提升公众健康教育　普及营养与运动知识，提升健康意识，增强防控慢性代谢性疾病的能力。

5. 完善政策措施　严格执行市场监管、广告规范和环保政策，为构建健康环境提供制度保障。

环境因素通过多重途径直接影响人体的能量代谢和内分泌平衡，是导致肥胖、T2DM 及其他代谢性疾病发生的重要驱动因素。科学改善食品环境、优化城市规划、严格污染治理及加强健康教育和政策监管，为构建有利于健康的环境奠定了坚实基础。只有各方面措施协同作用，才能从根本上降低慢性代谢性疾病的风险，提升公众整体健康水平。

二、环境因素对心脑血管健康的影响

心脑血管疾病作为全球主要致死原因，其发病机制既受遗传、饮食、运动等生活方式因素影响，也与多种环境污染密切相关。近年来，大量研究表明，空气污染、室内污染、噪声、城市热岛效应及光污染等因素，通过不同机制对心脏和血管系统产生负面作用。

（一）空气污染物对心脑血管健康的影响

1. 细颗粒物（$PM_{2.5}$ 与 PM_{10}）　$PM_{2.5}$ 由于粒径微小，可穿透肺泡屏障进入血液循环，直接损伤血管内皮，诱发炎症及氧化应激，促进动脉粥样硬化和血栓形成。据统计，$PM_{2.5}$ 浓度每增加 $10\mu g/m^3$，心血管疾病死亡率可上升约 6%。PM_{10} 虽然颗粒较大，但依然能够刺激呼吸道并引发局部炎症，间接加剧全身性炎症状态，导致血压升高和心脏负荷增加，从而加速心血管疾病的发展。

2.臭氧（O₃） 臭氧作为强氧化剂，不仅可损伤肺部组织，还能通过血液循环作用于心脏。臭氧产生的活性氧（ROS）对心肌细胞具有直接毒性作用，可能诱发心律失常并加重已有心脏疾病症状。长期高浓度臭氧暴露与心肌缺血和心脏功能下降密切相关。

3.氮氧化物与二氧化硫（NO₂、SO₂） 这两类气体具有刺激性，可直接影响血管平滑肌。NO_2 和 SO_2 通过促进 ROS 生成及诱导炎症介质释放，可引起血管收缩，损伤内皮细胞，进而导致血压升高和动脉硬化。对已有心血管疾病的患者，NO_2 和 SO_2 的暴露可能加重症状并诱发急性心血管事件。

（二）室内环境污染及其心脑血管效应

挥发性有机化合物（VOC） 室内装修材料、家具、清洁剂和个人护理产品中常含有 VOC。这些物质通过呼吸进入人体后，可刺激呼吸道，产生活性氧并引发系统性炎症。长期暴露不仅增加慢性呼吸道疾病风险，还间接加重心脏负担，影响血压和血脂平衡。此外，部分 VOC 具有内分泌干扰作用，对调控心血管功能的激素水平产生不利影响。

（三）非化学性环境因素对心脑血管的影响

1.噪声污染 持续暴露于高噪声环境会干扰睡眠、引起慢性心理压力，从而激活交感神经系统，导致心率、血压升高。长期噪声干扰使得人体内皮功能受损、炎症水平上升，是诱发高血压和心脏病的重要因素。

2.城市热岛效应 城市中心区域由于建筑密集和绿地不足，温度显著高于郊区。高温不仅增加脱水和电解质紊乱风险，还促使体内应激激素分泌增多，进而加大心脏负荷。特别是老年人和儿童对温度变化的适应能力较弱，在高温环境下心血管事件风险明显上升。

3.光污染 夜间过度的人造光源扰乱生物钟，抑制褪黑素分泌，导致睡眠障碍和昼夜节律失调。睡眠质量下降与血压升高、心律失常风险增加密切相关，因此光污染间接对心血管健康构成威胁。

（四）环境因素的联合作用

在实际环境中，各种污染因子常同时存在，其联合作用对心脑血管健康产生叠加效应。例如，在交通繁忙的城市区域，居民不仅暴露于高浓度 PM₂.₅ 和 NO₂ 中，同时还受噪声和热岛效应的影响，这种多重暴露会显著加重心血管系统的负担，增加心脏病发作和中风风险。综合防控措施需从改善空气质量、降低噪声、优化城市规划等多个方面入手，共同减少环境对心脑血管健康的不利影响。

三、环境因素与恶性肿瘤

恶性肿瘤是中国面临的重大公共健康问题之一，其发病率和死亡率居高不下。《中国居民营养与慢性病状况报告（2020年）》显示，慢性病导致的死亡占总死亡的88.5%，其中心脑血管疾病、癌症等重大慢性疾病占主导地位。

（一）环境致癌物的识别与预防

环境致癌物是一类广泛存在于自然环境和人造环境中的化学物质、物理因子和生物因素，通过不同的机制增加人体患癌的风险。例如，直接损伤细胞的DNA，引发基因突变，或者通过影响细胞的正常生理功能，导致细胞不受控制地增殖，最终形成肿瘤。环境致癌物的来源多样，包括但不限于工业排放、汽车尾气、烟草烟雾、某些天然矿物、紫外线辐射及某些微生物和病毒。它们通过呼吸、皮肤接触、食物和水的摄入等途径进入人体。

1. 化学致癌物 化学致癌物包括多环芳烃、苯、甲醛等，它们常见于烟草烟雾、工业排放物和某些建筑材料中。这些化学物质能够通过呼吸道、皮肤和消化道进入人体，增加患癌风险。

（1）多环芳烃（PAHs） PAHs通常来源于石油、煤炭和木材不完全燃烧时的排放，通过皮肤、呼吸道和消化道进入人体。主要危害在于其可转化为活性代谢产物，如二羟基代谢物与DNA结合形成加合物，导致基因突变。

（2）苯 是一种在工业生产中常见的化学物质，尤其是在油漆、胶黏剂和某些塑料制品中，通过呼吸道吸收，并在肝脏中代谢成具有毒性的代谢产物。长期暴露于苯环境中，其代谢产物可导致骨髓损伤，增加白血病等血液癌症的风险。

（3）甲醛 在建筑材料、家具和某些清洁产品中普遍存在。通过呼吸道进入人体，在细胞内转化为更强的反应性化合物，直接损伤DNA和干扰细胞周期，导致鼻咽癌和其他呼吸道癌症。

2. 物理致癌物 物理致癌物如紫外线辐射和放射性物质，长期暴露于这些因素可能增加皮肤癌和某些类型癌症的风险。

（1）紫外线（UV）辐射 能够穿透皮肤表皮层，导致DNA损伤。UVB和UVC波段的辐射具有更高的致癌潜力。长期暴露于紫外线下，可导致皮肤细胞内DNA损伤累积，增加患皮肤癌的风险。

（2）**放射性物质** 释放电离辐射直接破坏 DNA 结构，增加细胞癌变的可能性。放射性物质的暴露与白血病、甲状腺癌和其他实体瘤有关。

3. 生物致癌物 生物致癌物包括某些病毒和细菌，例如，乙型肝炎病毒和幽门螺杆菌，它们与肝癌和胃癌的发生有关。

（1）**病毒** 如乙型肝炎病毒，可通过整合进入宿主细胞的基因组。病毒 DNA 的整合可能导致宿主基因表达的改变，促进细胞增殖和抑制细胞凋亡。长期慢性感染可能导致肝脏损伤和肝癌的发生。

（2）**细菌** 幽门螺杆菌感染可导致胃黏膜炎症，持续的炎症反应可能引起细胞内 DNA 损伤和突变，增加胃癌风险。

（二）环境因素在癌症发生中的作用

环境因素通过多种机制影响癌症发生：①直接损伤 DNA 导致基因突变；②诱发氧化应激导致细胞损伤；③内分泌干扰影响激素平衡；④免疫抑制降低机体监控异常细胞的能力；⑤通过影响生活习惯，如饮食和吸烟等，间接增加癌症风险。这些因素共同作用，促进细胞的异常增殖和肿瘤的形成。

1. 直接 DNA 损伤 化学物质如 PAHs、芳香胺、亚硝胺等可通过直接与 DNA 结合，形成加合物，导致 DNA 损伤和基因突变。这些化学物质可改变 DNA 的序列，导致细胞生长和分裂失控，最终形成肿瘤。

2. 氧化应激 体内氧化剂与抗氧化剂之间的平衡失调，导致 ROS 的积累。ROS 可损伤蛋白质、脂质和 DNA，引起细胞功能障碍和基因突变。环境污染，如空气污染和水污染，可增加体内氧化应激水平，促进癌症的发展。

3. 内分泌干扰物 内分泌干扰物是一类能够模拟或阻断内分泌激素作用的化学物质。它们广泛存在于塑料制品、农药、工业化学品中。可通过干扰激素信号通路，影响细胞的生长、分化和凋亡，与乳腺癌、前列腺癌等激素相关癌症的发生有关。

4. 免疫抑制 免疫系统在识别和清除异常细胞（包括癌细胞）方面发挥着关键作用。长期暴露于某些重金属（如铅、汞）和有机污染物，可能抑制免疫系统的功能，降低机体对异常细胞的监控和清除能力，从而增加癌症发生的风险。

5. 生活习惯的媒介 环境因素还可能通过影响生活习惯间接增加癌症风险。例如，不健康的饮食习惯，如高脂肪、高糖、高盐和加工食品的摄入，可能与某些癌症的发生有关。吸烟和饮酒是已知的多种癌症风险因素，包括肺癌、喉癌、口腔癌、食管癌和肝癌。

（三）环境因素与特定癌症类型的关联

环境因素与特定癌症类型之间的关联揭示了外部条件对癌症风险的影响。研究表明，空气污染、水污染、土壤污染、紫外线辐射和室内污染等环境因素，通过不同的生物学机制，如 DNA 损伤、氧化应激、内分泌干扰、免疫抑制等，直接或间接地增加患癌风险。

1. 空气污染与肺癌　空气污染中的 $PM_{2.5}$ 和 PM_{10} 是肺癌的主要环境风险因素。这些颗粒物可以深入肺部，甚至穿透肺泡进入血液，诱发炎症反应和氧化应激。长期暴露于高浓度的 $PM_{2.5}$ 和 PM_{10} 环境中，会导致肺部慢性炎症，增加 DNA 损伤和突变的风险，从而增加肺癌的发病率。

2. 水污染与肝癌　水体中的重金属如砷，以及有机污染物如多氯联苯（PCBs），具有强烈的肝脏毒性，可通过饮用水或食物链进入人体，直接损伤肝细胞，导致肝脏疾病。长期暴露于这些水污染物，会增加肝脏的氧化应激和炎症反应，干扰肝脏的正常功能，增加患肝癌的风险。

3. 土壤污染与胃癌　土壤中的重金属污染，如镉和铅，可通过农作物进入食物链，最终被人体摄入，在体内积累，对多个器官产生毒性效应，包括胃部。长期摄入受重金属污染的食物，可能导致胃部慢性炎症和细胞损伤，增加患胃癌的风险。

4. 紫外线辐射与皮肤癌　UV 辐射是皮肤癌发生的主要环境因素之一。UV 辐射能够穿透皮肤表皮层，直接损伤皮肤细胞的 DNA。UVB 和 UVC 波段的辐射具有较高的能量，能够引起 DNA 双螺旋结构的直接损伤，导致突变。长期暴露于强烈阳光或人工 UV 光源下，会增加皮肤癌的风险。

5. 室内污染与白血病　室内空气中的 VOCs 主要来源于装修材料、家具、清洁剂等。VOCs 可通过呼吸道进入人体，对血液系统产生影响。某些 VOCs 具有骨髓毒性，能够损伤造血干细胞，导致白血病的发生。此外，室内环境中的氡气也是一种重要的白血病风险因素。

四、环境因素与慢性呼吸系统疾病

慢性呼吸系统疾病是中国面临的重大公共卫生问题之一，其发病率和死亡率随着工业化和城市化的进程而逐渐升高。2018 年在《柳叶刀》发表的中国肺部健康研究（CPHS，China Pulmonary Health Study）是一项全国性的横断面研究，纳入 57779 名 ≥ 20 岁成年人的代表性样本。研究表明，慢阻肺和哮喘的患病率不容忽视。中国慢阻肺患病率高，40 岁及以上人群慢阻肺患者近 1 亿，并仍呈上升趋势；≥ 40 岁慢阻肺患病率 13.7%；≥ 20 岁慢阻肺患病率 8.6%。中国哮喘患病率高，20 岁及以上人群哮喘患者总数达 4570 万。2008 年至 2017 年，我国每例慢阻肺急性加重患者的年平均住院费用从 15953.5 元增长到 19874.5 元，慢阻肺严重影响患者生存质量，造成巨大经济负担。室内外空气污染及职业环境因素是导致慢性呼吸系统疾病的重要因素之一。

（一）室内外空气污染与呼吸系统疾病

室内外空气污染对呼吸系统健康构成严重威胁，其影响通过多种机制显现。室外污染源如交通尾气、工业排放和燃煤产生的颗粒物（$PM_{2.5}$ 和 PM_{10}）、SO_2、NO_2 和 O_3 等污染物，能够深入肺部，引起炎症和氧化应激，导致或加剧 COPD 和哮喘等慢性呼吸系统疾病。室内空气污染源，包括烟草烟雾、VOCs 和生物燃料燃烧产生的污染物，对呼吸道造成刺激和损伤，增加慢性疾病风险。这些污染物通过直接损伤肺组织、干扰细胞信号传导、影响 DNA 修复机制和引起表观遗传学改变等途径，促进疾病发展。

（二）职业环境与慢性呼吸系统疾病

职业环境对慢性呼吸系统疾病的影响是一个复杂的问题，涉及多种职业暴露和多种呼吸系统疾病。许多职业暴露，如矿业、化工、纺织和建筑行业，都与特定的呼吸系统疾病有关。长期接触粉尘、化学物质、生物因素和放射性物质等职业性危害因素，可导致职业性肺病，如硅肺、石棉肺和过敏性肺炎等。

1. 粉尘暴露

（1）硅肺　在矿业、建筑和石材加工等行业，工人长期吸入含有游离二氧化硅的粉尘，可能导致硅肺。这些粉尘颗粒被肺泡巨噬细胞吞噬后，可引发炎症反应和纤维化，最终导致肺功能下降。

（2）煤工尘肺　煤炭工人长期吸入煤尘，可能发展为煤工尘肺，其病理特征是肺部纤维化和结节形成。

（3）石棉肺　接触石棉纤维的工人，如在造船、建筑和绝缘材料行业，可能吸入石棉纤维，导致石棉肺。石棉纤维引起肺部炎症和纤维化，增加患恶性间皮瘤的风险。

2. 化学物质暴露

（1）刺激性气体　如氯气、氨气和 SO_2 等，在化工、清洁和农业行业中常见。这些气体可刺激和损伤呼吸道黏膜，引起急性呼吸道症状，长期暴露可能导致慢性支气管炎。

（2）有机溶剂 在油漆、印刷和电子行业，工人可能暴露于有机溶剂，如苯和甲苯，可影响肺泡细胞的代谢和功能，增加患慢性阻塞性肺病的风险。

3. 生物因素暴露

（1）过敏性肺炎 在农业、纺织和生物研究等行业，工人可能暴露于微生物、真菌孢子和动物蛋白等生物因素，可引发免疫介导的肺部炎症导致过敏性肺炎。

（2）感染 在医院、实验室和某些工业环境中，工人可能暴露于细菌、病毒和其他病原体，增加呼吸道感染的风险。

4. 放射性物质暴露

（1）放射性肺炎 在核工业、医疗和研究领域，工作人员可能暴露于放射性物质，如镭、铀和钍等。放射性物质可引起肺部组织的直接损伤，导致放射性肺炎。

（2）肺癌 放射性物质还会增加患肺癌的风险，尤其是在长期暴露的情况下。

五、改善环境因素的策略与措施

（一）政策层面的环境改善措施

1. 空气质量改善 制定严格的空气质量标准，限制工业排放，推广清洁能源，减少交通污染。

2. 水质保护 加强水源地保护，实施污水处理和再利用，减少农业和工业废水排放。

3. 土壤污染防治 开展土壤污染调查，制订土壤修复计划，控制化肥和农药使用。

4. 食品安全监管 加强食品安全检查，减少化学污染物和重金属通过食物链对人类健康的影响。

5. 城市规划与绿化 推动绿色城市建设，增加公共绿地，提高城市绿化率，改善城市微气候。

6. 职业健康保护 加强职业健康监管，减少职业病危害，保护劳动者健康权益。

7. 健康教育与宣传 通过媒体和教育机构普及健康知识，提高公众对环境健康问题的认识。

（二）个人层面的环境保护行为

1. 绿色出行 鼓励步行、骑行和使用公共交通工具，减少私家车使用，降低交通污染。

2. 节能减排 在家庭和工作中采取节能措施，如使用节能电器，减少不必要的能源消耗。

3. 垃圾分类与回收 积极参与垃圾分类，促进资源回收利用，减少垃圾对环境的影响。

4. 健康饮食 选择新鲜、天然的食物，减少加工食品和高糖饮料的摄入，降低肥胖和慢性疾病的风险。

5. 戒烟限酒 避免吸烟和过量饮酒，减少这些不良习惯对个人和环境健康的影响。

6. 个人防护 在空气质量差或有其他环境健康风险时采取个人防护措施，如佩戴口罩。

7. 社区参与 参与社区环境保护活动，如绿化植树、社区清洁等，共同营造健康生活环境。

第十一章 吸烟、饮酒与健康

吸烟和过量饮酒是全球范围内已被证明的主要慢性病风险因素。烟草烟雾和酒精通过不同的机制影响身体的多个系统，显著增加心血管疾病、癌症、呼吸系统疾病及代谢性疾病的风险。戒烟与限酒不仅能有效降低慢性病的发生率，还能改善个体的生活质量。

一、戒烟降低慢性病风险

1. 吸烟的危害机制 吸烟通过多种途径对人体健康造成长期危害，涉及心血管系统、呼吸系统、免疫系统及代谢系统等。

（1）心血管系统损害 烟草中的尼古丁、碳烟、一氧化碳及多种有害物质会直接刺激血管内皮，激活炎症反应并促进氧化应激反应。尼古丁引发的交感神经兴奋导致血管收缩，从而升高血压；长期吸烟会导致动脉硬化、冠状动脉阻塞，并加剧心脏病的发生。吸烟者患冠心病的风险是非吸烟者的 2～4 倍。

（2）呼吸系统损害 吸烟引发肺部长期炎症，破坏肺部结构，导致气道壁增厚、纤毛功能失常，最终引发 COPD。烟雾中的有害物质会直接损伤肺泡和支气管上皮细胞，导致慢性支气管炎、肺气肿等疾病，且吸烟是导致肺癌的主要原因之一。

（3）免疫系统与代谢紊乱 吸烟通过刺激免疫系统，引起持续的全身性炎症反应，降低机体的免疫功能，导致慢性疾病的易感性增加。此外，吸烟会通过提高体内的自由基水平和氧化应激水平，破坏胰岛功能，增加胰岛素抵抗，从而引发 T2DM 和代谢综合征。

2. 戒烟的健康益处 戒烟能够迅速带来一系列短期和长期的健康益处。

（1）短期益处 戒烟后 20 分钟，心率和血压逐渐恢复正常；戒烟 12 小时后，血液中的一氧化碳浓度恢复至正常水平；戒烟后 2～3 周，肺功能逐渐恢复，咳嗽、呼吸急促等症状明显减少，肺部的循环功能得到改善；戒烟后几周，皮肤血流量增加，肤色和质地得到改善，皮肤看起来更加健康。

（2）长期益处 戒烟 1 年后，冠心病风险降低 50%；戒烟 5 至 15 年后，中风风险降至非吸烟者水平；戒烟 10 年后，肺癌死亡率减半；戒烟 20 年后，患口腔癌、咽喉癌、食管癌的风险接近非吸烟者水平；戒烟后，COPD 的症状逐渐减轻，肺功能下降的速度得到缓解。

3. 戒烟的干预措施

（1）行为疗法　认知行为疗法（CBT）可以帮助吸烟者识别并改变吸烟习惯和触发吸烟欲望的情境。通过建立新习惯，如规律运动、健康饮食等，分散对吸烟的注意力，从而有效减少吸烟欲望。

（2）药物治疗　尼古丁替代疗法（如尼古丁贴片、口香糖）能够减轻戒断症状，减少对尼古丁的渴望，帮助吸烟者逐渐摆脱烟草依赖；非尼古丁类药物（如安非他酮、伐尼克兰）通过影响大脑中的神经递质，减少对吸烟的兴趣，显著提高戒烟成功率。

（3）逐步减少法　对于一些吸烟者，可以采取逐渐减少吸烟量的方法，每天减少一定的吸烟量，逐步适应无烟生活，减轻戒烟过程中的生理和心理压力。

（4）社会支持系统　通过加入戒烟支持小组、寻求家庭和朋友的支持，能够为戒烟者提供情感支持和动力，增强戒烟成功的可能性。

二、限酒降低慢性病风险

1. 酒精摄入对身体的危害　酒精对肝脏、心血管系统及神经系统造成多重负担，长期过量饮酒会引发一系列健康问题：酒精通过直接代谢产生有毒物质（如乙醛），对肝细胞造成直接毒性，导致脂肪肝、酒精性肝炎及肝硬化。过度饮酒者的肝脏逐渐无法正常代谢酒精，导致肝功能衰竭，增加患肝癌的风险；酒精引起的长期高血压是心血管疾病的重要诱因。暴饮暴食时，酒精会直接升高血压，并诱发心律失常。过量饮酒与心肌病、中风及冠心病密切相关。酒精是多种癌症的已知致癌物，尤其是口腔癌、咽喉癌、食管癌、肝癌、乳腺癌等。酒精会通过与 DNA 的直接交互作用破坏细胞，促进癌细胞的形成。

2. 适量饮酒的益处　适量饮酒，尤其是红酒，可能对健康产生一定的益处，主要得益于酒精及其含有的抗氧化物质（如白藜芦醇）。适量饮酒可以提高高密度脂蛋白（HDL）胆固醇水平，有助于防止动脉粥样硬化和冠心病的发生；红酒中的抗氧化物质能够减缓血管衰老，保护血管内皮，降低动脉硬化的风险；适量饮酒有助于缓解压力，改善社交互动，增强心理健康和社会支持。

3. 限酒的干预措施　世界卫生组织和各国健康机构建议，男性每日饮酒不超过24g 纯酒精（相当于 2 份标准饮品），女性每日饮酒不超过 12g 纯酒精（相当于 1 份标准饮品）。这些限制可降低酒精对肝脏、心血管系统的负面影响。

表 11-1　限酒种类及标准量

酒的种类	标准量 / 份
普通啤酒	360mL（约 5% 酒精度）
葡萄酒	150mL（约 12% 酒精度）
烈酒	45mL（约 40% 酒精度）

4. 戒酒策略　设定具体的戒酒目标，逐步减少饮酒量，避免社交场合诱发的饮酒欲望。可以选择低酒精饮品或无酒精饮品，减少对酒精的依赖。通过戒酒支持小组（如匿名戒酒会）、专业医生的帮助，使用药物（如纳曲酮）和认知行为疗法，帮助饮酒者戒酒，减少健康风险。

戒烟和限酒不仅能够有效降低心血管疾病、癌症、肝脏病、糖尿病等慢性病的发生率，还能够提高个体的生活质量。通过具体的戒烟和限酒干预措施，包括行为疗法、药物治疗、社交支持和健康教育等手段，可以帮助个体实现更健康的生活方式，减轻慢性病的负担。

第十二章　社交与健康

医疗技术的不断进步让慢性病患者的寿命得以延长，也带来了对更高生活质量的追求。因此，积极的社交活动和健康的生活方式变得愈发重要，它们在慢性病管理中扮演着至关重要的角色。积极的社交活动为慢性病患者提供情感支持、信息交流和行为示范，有助于应对疾病带来的压力与挑战。拥有健全社交网络的患者更可能遵医嘱、积极管理疾病并保持积极态度。社交活动还能促进患者间的相互支持，共同克服疾病带来的困难，提升生活质量。

本章旨在阐述积极社交的重要性，同时探讨如何克服社交障碍，将积极社交与健康的生活方式相结合，为慢性病患者提供全面支持，实现更有效的疾病管理和更高品质的生活。从社交的神经生物学基础出发，分析积极社交对健康的影响，并提出通过建立和优化人际关系，促进慢性病患者的心理健康，提升其社会适应能力。

通过本章的学习，期望读者能够深刻理解积极社交与健康生活方式在慢性病管理中的核心价值，掌握将这些原则付诸实践的方法，以提升慢性病患者的健康水平和生活质量。我们相信，通过积极社交和健康生活方式的协同作用，能够助力慢性病患者更有效地管理自身疾病，从而享受更加健康、富有意义的生活。

一、社交与健康概述

（一）社交的定义与意义

社交，作为一种基础的人类活动，不仅涉及个体与他人之间的互动与联系，更是一种情感和信息的交流，体现了个体的社会身份和角色。在心理健康领域，社交的重要性毋庸置疑。优质的社交关系能够为个体提供坚实的情感支持，让他们在面对生活挑战时感受到温暖与力量；同时，这种关系还能增强个体的社会归属感，使其融入社会群体，从而有效降低孤独感和焦虑感，进而提高生活的整体满意度。

社会认知神经科学（social cognitive neuroscience）利用现代医学影像技术，如功能磁共振成像（fMRI），从神经生物学的角度对人类社交天性进行了深入探讨。研究发现，人类大脑天生具备与他人连接的特性。这为理解"人类大脑如何响应社交环境"提供了更为客观的视角，人类特有的社会心理部分可追溯至数亿年前的早期哺乳动物时期，而其余部分则是在后来进化的过程中形成。因此，心理机制在引导我们的行为中扮演着关键角色，恰当理解和调整自我认知与行为对于慢性病患者而言，社交的作用更为关键。

慢性病通常伴随着长期的疾病管理，患者可能面临机能衰退、经济负担和心理压力等问题。在这个过程中，社交可作为一种宝贵的资源，帮助患者获得必要的支持与帮助，减轻疾病带来的负面影响。例如，通过与家人、朋友及经历相似慢性病的群体交流，患者能够获得情感慰藉，学习疾病管理的知识与技巧，增强对抗疾病的信心和能力。

（二）积极社交的类型

积极社交，顾名思义，是指那些能够为个体带来积极影响的社交活动。对于慢性病患者而言，建立积极健康的社交网络更是具有重要意义。下文将详细介绍这些积极社交类型。

1. 信息交流型　信息交流型社交旨在获取、分享和讨论知识、观点、经验等信息。参与者通过交流实现信息的交换与共享。这种社交形式在现代社会尤为重要，它能够加速知识的传播与更新，加深个体之间的相互理解，促进彼此间的合作与协作。例如，慢性病患者加入支持小组，交流疾病管理经验。信息交流型社交对个人与组织均具有重要意义，它促进知识更新，加强社会联系，提高个体的适应能力和竞争力。在慢性病管理等领域，信息交流型社交有助于患者了解疾病相关信息，获取有效的管理策略，从而更好地掌控自身健康状况。

2. 情感支持型　情感支持型社交以提供和接受情感支持为核心，强调情感联系和相互理解，能够帮助个体更好地应对生活中的各种压力与挑战，增强心理韧性。它对维护心理健康和情绪稳定具有重要作用，并且能够促进深厚人际关系的建立。在交流过程中，人们分享情感，倾听对方，增进彼此的了解和信任。尤其是在面对生活中的重大变化时，它能够有效减轻孤独感，提升幸福感，进而增强个体的心理韧性。在慢性病管理中，情感支持型社交帮助患者应对情绪挑战，提高生活质量。

3. 互助合作型　互助合作型社交是一种以相互帮助与合作为基础的社交形式，旨在实现共同目标或利益。参与者通过分享资源与信息，共同承担责任和应对挑战，从而促进个人成长与集体发展。例如，社区、志愿者服务和慢性病患者互助小组，共同应对挑战，提供支持。此社交模式对于建立社区和社会网络至关重要，它不仅能够促进成员之间的联系，还有助于实现集体目标，并推动个人成长。在慢性病管理等领域，互助合作型社交能够帮助患者应对各种挑战，提高生活质量，同时增强他们对疾病管理的信心和能力。

4. 健康促进型 健康促进型社交以提升健康意识、倡导健康行为为目标。它注重通过集体活动与交流，强化个体对健康重要性的认知，从而激励人们采取积极行动来改善自身健康状况。此类社交活动涵盖了健康讲座、研讨会、运动小组、营养烹饪课程、健康挑战等多种形式。个体在此过程中能够获取丰富的健康知识与实用技能，并建立起支持性的社交网络，这对于维持健康的生活方式及改善健康状况都具有至关重要的作用。

5. 专业指导型 专业指导型社交以获取专业的知识、技能及指导为主要目的。通过与医生、护士、营养师等专业人士交流，人们可以获得关于健康维护、职业发展等多个方面的专业建议。其具体形式包括参加各类专业讲座和研讨会、加入社交媒体群组、定期进行专业咨询、积极参与健康促进活动及利用健康应用程序等。这有助于人们获得专业的支持与指导，建立起个人发展和健康管理的网络，从而维护健康，提高生活质量，并实现个人目标。

（三）积极社交与健康的关系

1. 生理健康促进 积极的社交活动对生理健康具有显著的促进作用。研究显示，那些拥有稳固社交网络的个体通常享有更佳的健康状况和较低的疾病风险。社交活动能够带来以下益处：降低心血管疾病风险——积极的社交互动通过降低血压，从而减轻心血管系统的负担，进而降低心血管疾病风险；增强免疫系统——社交支持能够强化免疫系统的功能，提升个体抵御疾病的能力；促进健康行为——与他人共同参与健康活动，如运动和健康饮食，能够增加个体持续这些行为的可能性。

2. 心理健康支持 积极社交对心理健康的支持同样至关重要。良好的社交关系能够提供情感支持，帮助个体应对压力和挑战：缓解压力和焦虑——社交活动可作为一种压力缓解机制，帮助个体放松心情，减少焦虑感；提升情绪和幸福感——与他人的积极互动能够提升情绪，增强幸福感和生活满意度；减少孤独感和抑郁——社交参与有助于减轻孤独感，降低抑郁风险，尤其在老年人群体中。

3. 社会福祉增强 积极社交还能够提升个体的社会福祉感，包括增强社会归属感——参与社交活动能让个体感受到自己是社会的一部分，从而增强归属感；提高社会参与度——社交活动鼓励个体积极参与社会事务，这种参与不仅提高了社会参与度，还增强了个体的公民责任感；建立社会资本——通过社交网络，个体能够获取信息、资源和机会，这些都是构成社会资本的重要元素。

（四）从"需要层次论"来看积极社交

美国心理学家马斯洛提出的"需要层次论"对人类动机和行为进行了阐释，该理论将人类需求分为5个层次（图12-1）。借助此理论，可以深入探讨积极社交对人类的重要性。

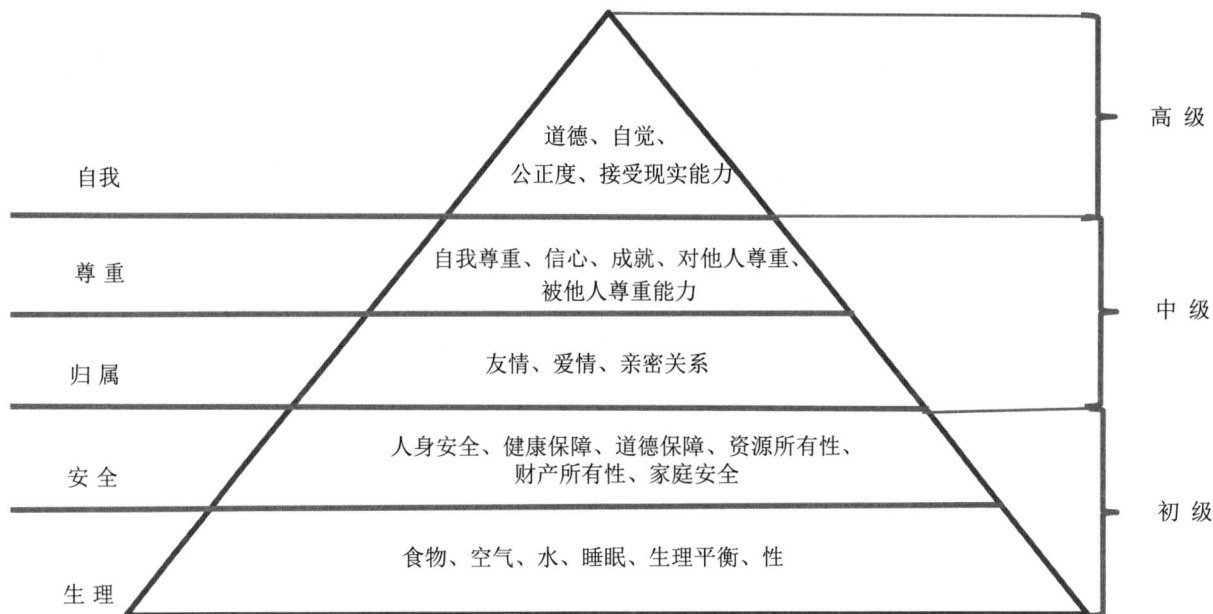

图 12-1　马斯洛的"需要层次论"图示

1. 生理需求　是人类最基础、最原始的需求，涵盖了食物、水、睡眠、呼吸、排泄等生存所必需的基本条件。积极社交能够间接满足这些需求，良好的社交关系可以提供资源和信息，协助个体获取基本生活必需品，同时促进健康的生活方式，例如，合理饮食和规律运动。

2. 安全需求　在生理需求得到满足后，人类会追求安全、稳定和保护。安全需求包含身体安全、健康保障、财产安全等方面，人们期望生活在一个有序、可预测且有安全保障的环境中。积极社交能够为个体提供安全感，借助社会支持网络缓解压力和焦虑，从而更好地预防和应对健康危机，例如，疾病和伤害。

3. 社交需求　也称为归属和爱的需求，是指个体对于亲密关系、友谊和归属感的渴望。积极社交直接满足了这一层次的需求，通过建立和维护健康的人际关系，增强个体的社会归属感，减轻孤独感，提升情绪状态，这对维护心理健康具有重要意义。

4. 尊重需求　涵盖了自尊、自我价值感及他人对个体的尊重和认可。积极社交通过认可和赞赏个体的成就与价值，有效增强其自尊心和自信心。在健康领域，感受尊重能够增强个体遵循健康行为和医疗建议的意愿，例如，坚持治疗计划和养成健康生活习惯。

5. 自我实现需求 是需求层次中的最高层次，指个体实现自身潜能和追求个人成长的需求。积极社交能够激发个体追求个人目标和梦想，通过交流想法、分享经验及提供反馈和鼓励，助力个体在健康及其他生活领域实现自我成长与发展。

（五）慢性病管理中的积极社交

鼓励慢性病患者积极参与社交活动，是提升其健康水平的一种极为有效的途径。

1. 疾病自我管理 慢性病通常需要患者进行长期的自我管理。积极社交在这一过程中发挥着至关重要的作用：信息获取渠道——通过社交网络，患者能够获取疾病管理方面的最新资讯与研究进展；经验分享与交流——与同样患有慢性病的人交流可以获取宝贵的一手经验，帮助患者找到适合自己的管理策略；心理支持平台——社交互动为患者搭建了一个平台，使其能够分享自己的担忧和恐惧，进而获得心理上的安慰与鼓励。

2. 治疗依从性提高 治疗依从性是指患者遵循医疗专业人员的治疗建议和计划的程度。积极社交对提高依从性具有显著影响：来自家人和朋友的鼓励——亲近的人的鼓励和理解能够激发患者遵循治疗方案的内在动力；社交网络中的社会认可——在社交网络中获得的认可和支持可以提升患者的自我效能感，从而更大概率地坚持治疗；基于社交圈的行为模仿——观察社交圈中其他人的健康行为能够促使患者模仿这些行为，进而提高依从性。

3. 应对疾病相关压力 慢性病患者常常面临与疾病相关的心理压力，如不确定性、恐惧和焦虑等。积极社交可以帮助患者应对这些压力：社交网络中的情感支持——来自社交网络的情感支持能够帮助患者缓解孤独感与心理压力；社交环境下的压力共享——在支持性的社交环境中，患者可以与他人分享自己的压力和担忧，进而感到身心轻松；通过社交互动学习应对策略——社交互动可以帮助患者学习新的应对策略，如放松技巧、正念冥想等，从而更有效地应对压力。

总之，慢性病管理中的积极社交不仅能够提供情感和心理上的支持，还能帮助患者建立健康的生活方式，获取必要的医疗信息，进而提高他们的生活质量，促进疾病的长期管理。

二、慢性病与社交障碍

慢性病患者的生活常常被疾病所影响，这不仅影响着他们的身体健康，还涉及社交活动和人际关系。社交障碍在慢性病患者中是一个较为普遍的问题，它可能由多种因素引起，并对患者的生活产生多方面的深远影响。

（一）慢性病患者面临的社交挑战

慢性病患者在日常社交活动中常常会遇到一系列挑战，这些挑战不仅会影响他们的社交体验，还可能对健康造成负面影响。

1. 歧视　慢性病患者可能会遭遇来自社会的偏见和歧视。这种歧视可能表现为对患者健康状况的负面评价、在职业晋升中受到不平等对待，或者在社交场合中遭到排斥。歧视感可能导致患者避免社交活动，减少与他人的互动。

2. 孤立感　由于疾病带来的身体限制或对健康的担忧，慢性病患者可能会感到孤立无援。他们可能因为疾病的症状、治疗计划或对传染的担忧（如某些传染病）而减少外出，这增加了他们的孤独感。

3. 社会支持的缺失　社会支持是应对慢性病的关键因素之一。然而，患者可能会发现他们从家庭、朋友或社区获得的支持不足。这种支持的缺失可能会使他们的压力进一步加剧，降低他们应对疾病的能力。

4. 沟通障碍　慢性病患者可能在与他人沟通自己的健康状况和需求时遇到困难。他们可能担心被误解或被视为抱怨，从而隐瞒自己的病情，减少与他人的深度交流。

5. 自尊心受损　慢性病的长期性和不可预测性很可能影响患者的自尊心与自我形象。他们可能会因为疾病而感到羞愧或内疚，这会影响他们与他人建立和维持关系的能力。

（二）社交障碍对慢性病管理的影响

1. 社会参与的减少　社交障碍可能导致患者减少参与社会活动，如工作、教育或社区活动。这不仅影响患者的社会角色和身份，还可能使其获得社会资源与支持的机会减少。社会参与的减少也可能导致患者感觉自己对社会的贡献减少，影响他们的自我价值感。

2. 情绪健康问题的加剧　社交障碍可能引发患者的情绪健康问题。长期的孤立与缺乏支持可能引发抑郁症状，而抑郁本身又可能降低患者管理疾病和参与社交活动的能力。情绪健康问题还可能影响患者的决策能力，使他们很难做出有益于健康的选择。

3. 医疗资源利用不足　社交障碍可能导致患者减少与医疗系统的互动，从而不能充分利用可用的医疗资源。患者可能因感到羞耻或担心被评判而避免就医，或者由于缺乏社会支持而难以抵达医疗机构。这可能造成疾病管理不足，使紧急医疗事件的风险增加。

4.疾病进展的加速　由于上述因素的综合作用，社交障碍可能导致慢性病的进展加速。缺乏有效的社会支持和自我管理可能导致疾病控制不理想，从而影响患者的长期健康。

（三）应对策略

慢性病患者面临的社交障碍是一个值得关注的问题。通过提供适当的支持和资源，有助于患者克服这些障碍，提升他们的社交参与度和生活质量。医疗专业人员、社会工作者和政策制定者应当共同努力，营造一个更加包容和支持性的社会环境。可以采取以下应对措施，例如，增强社交技能：借助社交技能培训，帮助患者提升与他人沟通和建立关系的能力；建立支持网络：鼓励患者加入支持小组，与其他患者建立联系，交流经验和应对策略；提供心理支持：为患者提供心理咨询与治疗，帮助他们应对与慢性病相伴的心理压力；促进社区参与：鼓励患者积极参加社区活动，增强与社会的联系，减轻孤立感；教育和意识提升：提升公众对慢性病的认知，降低对患者的歧视与偏见，推动包容性社会环境的构建。

三、积极社交与健康生活方式

（一）积极社交中的人际关系

人际关系是指个体在社会互动过程中建立的各种联系和关系，这些联系和关系可能源于多种因素，诸如情感、利益、共同目标、社会角色等。作为社会生活的重要基石，人际关系对个体的心理健康、社会适应能力及整体福祉有着深远的影响。一般而言，人际关系涉及持续的互动和相互依赖，其质量的优劣能够显著影响个体的幸福感和生活满意度。在人际关系中，个体所扮演的角色和相互间的期望尤为重要。信任与忠诚是积极社交中人际关系的核心要素，它们对于关系的稳定性与深度至关重要。

（二）积极社交中的人际关系建立原则

人际关系建立的基本原则是构建和维护健康社交关系的基石。良好的人际关系不仅能帮助我们更有效地与他人沟通、合作，还能为我们带来积极的情绪体验与更多的发展机遇。为了建立和维护良好的人际关系，需要遵循一些基本原则。

1.相互尊重　尊重是人际关系的基石。每个人都有自己的价值观、信仰和生活方式，积极社交要求我们尊重每个人的个性和选择。

2. 开放沟通　开放和诚实的沟通有助于建立信任和理解。表达自己的想法和感受时应该清楚、直接，同时也要开放地接受他人的反馈和意见。

3. 积极倾听　倾听不仅仅是等待说话的机会，而是真正理解对方的意图、情感和需求。通过积极倾听，可以建立更深层次的联系。

4. 共情能力　设身处地为他人着想，感受他人的情感，这有助于建立情感共鸣和深刻的人际联系。

5. 可靠性　通过一贯的行为和履行承诺来建立自己的声誉。人们倾向于信任那些言行一致、值得信赖的人。

6. 支持与鼓励　在他人需要时提供支持和鼓励，无论是情感上的慰藉还是实际的帮助，都能加深关系。

7. 相互学习　认识到每个人都能为我们提供学习和成长的机会，无论是知识、技能还是生活智慧。

8. 界限意识　理解和尊重个人界限，不侵犯他人的私人空间和时间，这对于建立健康的人际关系至关重要。

9. 共同目标　与他人共享目标和价值观可以加强团队精神和团结，促进更紧密的合作关系。

10. 表达感恩　经常表达对他人的感激之情，即使是对小事情的感谢也能增进人际关系的亲密度。

遵循这些原则，个体便能在积极社交中构建起稳固且富有成效的人际关系网络，这不仅有助于个人融入社会、获得情感满足，还能推动个人在职业生活中取得成功。

（三）社交活动与健康生活方式的整合

人际关系的复杂性决定了其开展途径呈现多样化，社交活动与健康生活方式的整合对慢性病患者的整体健康至关重要。以下是一些将社交活动与健康生活方式相结合的具体策略。

1. 建立健康生活方式支持小组　创建相关小组或俱乐部，让慢性病患者能够分享健康生活方式的经验，例如，合理饮食、规律运动等，或者定期举办诸如健康课程、徒步旅行、瑜伽班等以健康为主题的聚会，鼓励患者积极参与并享受健康活动。

2. 提供健康教育与资源　将健康教育融入社交活动，提供有关慢性病管理与健康生活方式的资料及讲座；借助社交媒体和健康应用程序建立线上社区，使患者能够远程交流健康信息、分享经验并相互鼓励；鼓励患者参与社区健康促进项目，例如，社区花园、农贸市场等，在增加社交互动的同时促进健康生活习惯的养成。

3. 促进健康行为的模仿　在社交活动中树立健康生活方式的榜样，鼓励患者模仿这些积极的健康行为；确保社交活动面向所有患者开放，不论其健康状况或能力如何，以促进包容性与归属感；邀请患者的家人和朋友参与社交活动，扩大患者的支持网络，同时提升整个社群的健康意识。

4. 提供心理健康支持　通过社交活动提供心理健康支持，例如，压力管理研讨会、情绪支持小组等，帮助患者应对慢性病引发的心理压力；与医院、诊所等医疗机构合作，把社交活动纳入治疗计划，以获取专业支持与认可。

5. 制订个性化社交计划与反馈　依据患者的具体需求和健康状况，制订个性化的社交参与计划，确保活动安全且有益；同时定期监测社交活动对患者健康的影响，并及时反馈，以便持续优化活动内容与形式。

四、积极社交中的人际沟通

（一）人际沟通的基本架构

在积极社交中，人际沟通的基本架构是确保信息有效传递、理解和关系建立的关键因素，主要包括信息源与传播、信息内容与情感、沟通方式与渠道、信息接收与理解、反馈与互动、障碍与解决及背景与情境等方面。

1. 信息源与传播　人际沟通起始于信息源，也就是信息的产生者。在积极社交中，每个人都可能成为信息源，通过言语、肢体动作、表情等方式传播信息。信息传播需要具备目的性和针对性，以确保信息能准确地传达到目标受众。

2. 信息内容与情感　信息内容是沟通的核心，涵盖事实、观点、想法等多个维度。同时，情感在人际交流中起着至关重要的作用，它会影响信息的传递与接收。所以，在积极的社交互动中，人们应注重信息内容的准确性和完整性，并重视情感的表达与调节，以保证沟通的顺畅与高效。

3. 沟通方式与渠道　选择合适的沟通方式和渠道对人际交流效果至关重要。不同的沟通方式和渠道各有独特特点和优势，适用于不同的交流场景和需求。在积极社交活动中，需根据具体情境选择合适的沟通方式与渠道，如面对面交流、电话沟通、电子邮件等，以确保信息的有效传递和关系的建立。

4. 信息接收与理解　信息的接收与理解是人际交流的关键环节。接收者需关注信息的内容、语气、语调等多个方面，以保证对信息的准确理解。同时，接收者还应根据自身知识背景和经验对信息进行解读与加工，形成自身的认知与理解。

5. 反馈与互动　反馈与互动是人际交流的重要组成部分。借助反馈，我们能了解对方对信息的理解和反应，进而调整沟通策略。同时，互动能提升交流双方的参与感与信任感，促进关系深化。在积极社交互动中，应适时提供反馈并积极参与互动，以建立和维护良好的人际关系。

6. 障碍与解决　在人际交流中，可能会遇到各种障碍，如语言差异、文化背景差异、情感障碍等。这些障碍可能造成信息误解或交流中断。所以，需要学会识别和解决这些障碍。具体方法包含提升沟通技巧、增强文化素养、调整沟通方式等，以保证交流顺畅进行。

7. 背景与情境　人际交流总在特定的背景与情境中进行。背景与情境涵盖文化、社会、心理等多个方面，它们对交流方式、内容及效果有深远影响。在积极社交活动中，需关注交流的背景与情境，了解对方的文化背景、价值观念及心理状态，以便更好地调整交流策略，达成有效沟通。

（二）人际沟通中的艺术

戴尔·卡耐基是 20 世纪初的美国作家与演讲家，因其关于人际关系和沟通技巧的著作而闻名。卡耐基的人际沟通理论强调了有效沟通、积极倾听、表达兴趣和尊重他人等方面对于建立和维护人际关系的重要性。积极社交中的人际沟通艺术是一套综合技能，强调在社交互动中构建积极、健康的人际关系。以下为一些关键的沟通艺术。

1. 倾听的艺术　倾听是人际沟通的核心。有效倾听不仅仅是听到对方所说的话，更重要的是理解对方的意图与情感。通过积极倾听，能给予对方足够的关注，并更好地理解其需求和观点。

2. 表达的艺术　清晰、直接且富有同理心的表达是人际沟通的关键。应尽量避免使用模糊或攻击性的语言，而是以积极、肯定的方式表达自己的想法和感受。同时，还要学会以适当的语气和肢体语言来增强表达效果。

3. 尊重与理解的艺术　尊重他人的观点和感受是建立良好人际关系的基础。我们需要学会从对方的角度看待问题，理解其立场和情感，并尽量避免贬低或忽视他人的观点。

4. 提问的艺术　提问是引导对话和深入了解对方的有效方式。鼓励开放式提问，使对方更多地分享想法和感受，进而增进彼此的了解与信任。

5. 非语言沟通的艺术　除语言本身外，我们的肢体语言、面部表情和声音语调等在沟通中也起着重要作用。保持开放、友好的肢体语言，微笑和眼神交流都能增强沟通效果。

6. 情感管理的艺术　在沟通中，需学会管理自己的情绪，避免情绪化表达和行为。同时，还要关注对方的情感变化，及时给予安慰与支持，以维持良好的沟通氛围。

7. 适应与灵活的艺术　不同的人沟通风格和偏好各异，需学会适应不同的情境和对象，灵活调整自身的沟通方式。如有些人喜欢直接沟通的方式，而有些人喜欢间接或委婉表达。

8. 正面反馈的艺术　适时适度真诚地给予他人积极反馈与认可，以增强其自信心和价值感。同时，正面反馈不应是一次性的，而应是一个持续的过程，关注对方的成长与进步，它能增强个人的自信心、激励行为，有助于营造积极的社交环境。

（三）非暴力沟通与慢性病健康生活方式

非暴力沟通（NVC）由马歇尔·卢森堡（Marshall B.Rosenberg）博士提出，旨在促进人们更深入地相互理解和尊重，以和平、富有同情心的方式解决冲突。NVC 模式的核心要素包含观察、感受、需求和请求。它强调在沟通中，我们应客观尊重事实，真实表达自身感受和需求，倾听并尊重他人的观点与需求（图 12-2）。

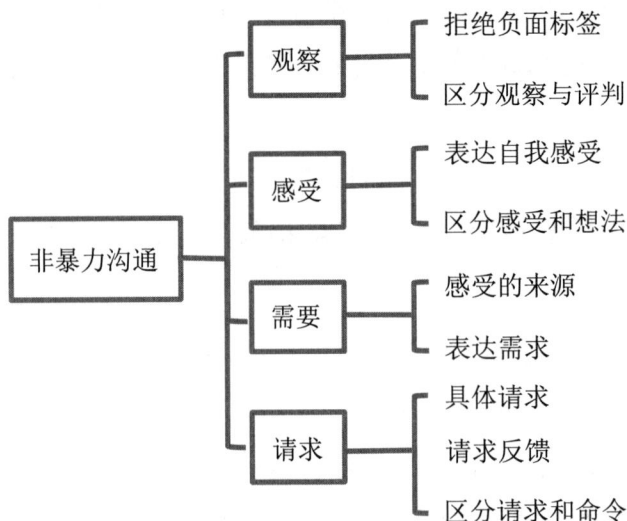

图 12-2　非暴力沟通的核心要素

1. 观察（observation）　描述事实而非判断。NVC 强调沟通时要区分观察到的事实与对事实的评判，这意味着避免使用带有评价性的语言，而是客观描述正在发生的事情。

2. 感受（feeling）　表达个人情感。NVC 鼓励人们诚实地表达自身情感反应，如快乐、悲伤、愤怒或害怕等，而不是将这些情感归咎于他人。

3. 需求（needs）　识别与表达内在需求。NVC 认为情感的根源在于个人未被满足的需求。通过识别与表达这些需求，我们就能更清晰地了解自己和他人的感受。

4. 请求（request） 提出具体请求而非要求。NVC 鼓励人们提出明确且可行的请求，以满足自身需求，同时尊重他人的需求与选择。

NVC 对慢性病患者的健康生活方式具有重要意义，它能帮助患者更好地管理自身健康状况，改善与医疗专业人员及家人的沟通，并提升整体生活质量。尤其在理解自我需求、改善医患关系、提高治疗依从性、增强支持体系、促进健康心理行为等方面有积极意义。通过持续学习和实践 NVC，提升自身沟通能力，更好地应对各种挑战与机遇。

五、促进积极社交的策略

尽管积极社交对健康益处颇多，但实现积极社交面临诸多挑战，尤其是在现代社会。比如，地理距离、时间限制、社交焦虑和技术的过度使用都可能成为阻碍积极社交的因素。当然，这些挑战存在的同时，也带来了新的机遇与探索。例如，远程社交技术的应用，使社交媒体和在线平台为远程社交提供了新可能，使身处不同地点的人们也能保持联系；社区和团体活动的参与，社区中心、宗教团体及其他社会组织提供了社交活动的机会，有助于建立和维护社交网络；专业支持和培训，心理健康专业人士和社会工作者可提供支持与培训，帮助个体克服社交焦虑，提升社交技能。所以，从基层平台、技术支持、教育培训三个层面梳理，可提出以下应对策略方向。

（一）基层平台方面

1. 丰富社区活动

（1）多样化活动 组织多样化社区活动，满足不同患者需求，如书画班、音乐之夜、健康知识竞赛等。

（2）健康促进 举办健康促进活动，如步行俱乐部、太极拳课程，鼓励患者参与，提升身体健康。

（3）文化庆祝 通过庆祝不同文化节日，促进社区内不同背景人员交流融合。

2. 提供志愿者项目

（1）社区服务 鼓励患者参与社区服务项目，如帮助老年人、参与社区清洁活动等，扩大社交圈，增强社会参与感。

（2）健康教育 患者可作为志愿者参与健康教育项目，分享经验，帮助他人。

（3）社区建设 参与社区建设活动，如改善公共空间，增强社区归属感。

3. 推送社区资源链接

（1）资源目录　创建社区资源目录，列出可用资源与服务，方便患者查找利用，支持慢性病管理。

（2）合作伙伴　与当地医疗机构、教育机构和非营利组织建立合作伙伴关系，共同为患者提供支持。

（3）信息共享　通过社区公告板、社交媒体和社区活动等，定期更新共享资源信息。

4. 增强邻里互助

（1）互助计划　建立邻里互助计划，鼓励居民相互帮助，尤其在购物、家务或交通方面提供支持。

（2）社区守望　开展社区守望项目，提升社区成员对慢性病患者的关注与理解。

（3）互助小组　建立互助小组，针对行动不便的患者，提供日常支持与陪伴。

这些社区支持策略助力慢性病患者获得必要的帮助与支持，积极融入社区生活，与其他成员建立联系，提升生活质量与社会福祉。

（二）技术支持方面

1. 建立社交媒体群组

（1）专属社区　在社交媒体创建慢性病患者专属群组，提供私密且支持性强的交流环境。

（2）信息共享　鼓励群组成员分享疾病管理贴士、健康资讯、研究进展及个人故事。

（3）互动增强　提供个性化在线学习资源，定期举办在线互动活动，如问答比赛、主题讨论，提升群组活跃度与参与感。

2. 开设健康论坛

（1）匿名分享　为欲保持匿名的患者提供论坛，使其能自由分享个人经历与情感困扰。

（2）专家参与　邀请医疗专家定期参与论坛，为患者提供专业建议与解答。

（3）主题板块　设置不同的主题板块，如饮食、运动、情绪管理等，方便患者按需获取信息。

3. 提供远程医疗咨询

（1）便捷访问　通过远程医疗，患者在家就能接受专业医疗咨询，尤其适合行动不便者。

（2）持续监护　利用远程技术持续跟踪病情，及时调整治疗方案。

（3）教育讲座　定期通过远程平台举办健康教育讲座，提升患者自我管理能力。

这些技术应用有助于慢性病患者克服地理和身体限制，更易与他人建立联系，获取支持与信息，提升生活质量。同时，技术使用还能帮助患者保持社会参与，强化社交网络。

（三）教育培训方面

1. 开办社交技能工作坊

（1）角色扮演　通过角色扮演等互动练习，提升参与者的沟通与冲突解决技巧。

（2）小组讨论　鼓励小组讨论，让参与者分享经验，相互学习和启发。

（3）专业引导　由专业心理咨询师或社交技能培训师引导工作坊，保障活动的有效性与安全性。

2. 开设健康教育课程

（1）生活方式指导　提供健康饮食、规律运动和充足睡眠的指导，帮助患者养成健康的生活习惯。

（2）社交与健康　强调积极社交对慢性病管理和整体健康的好处，鼓励患者积极参与社交活动。

（3）案例研究　运用真实案例展示积极社交关系如何促进健康生活方式和疾病管理。

3. 参加家庭教育培训

（1）共同参与　鼓励患者和家庭成员共同参加培训，增进相互理解与支持。

（2）沟通技巧　针对家庭成员提供沟通技巧培训，助其有效地支持患者。

（3）情感支持　教授家庭成员提供情感支持的方法，帮助患者应对慢性病的挑战。

4. 进行心理健康教育

（1）认识情绪　教育患者认识和理解自身情绪，包括社交焦虑和抑郁。

（2）应对策略　提供有效应对策略，帮助患者管理情绪问题。

（3）心理健康促进　强调心理健康在慢性病管理中的重要性，提供促进心理健康的方法。

这些策略的实施，有助于慢性病患者建立和维护积极社交网络，提升生活质量，增强自我管理能力。社区、技术、教育相结合，为慢性病患者提供了全面支持，家庭成员和照护者也能通过培训更好地理解支持患者，助其在健康管理上取得积极进步。

下　篇

生活方式与慢性病的关系

第十三章　制订与执行生活方式改变计划

慢性病是当前社会最主要的健康威胁之一，如心脑血管疾病、糖尿病、慢性呼吸系统疾病和肥胖症均与不健康的生活方式密切相关。世界卫生组织的数据表明，通过改善生活方式，80% 的心脏病、中风和 T2DM 及 40% 的癌症可得到有效预防。健康饮食、规律运动、充足睡眠、有效压力管理及戒烟限酒构成了健康生活方式的核心，而制订并严格执行一套科学、个性化且可持续的生活方式改变计划，是逆转慢性病进程的关键所在。

生活方式改变计划是一项系统工程，其基本思路分为 5 步。第一，利用科学评估工具全面了解个体的健康现状和不良行为；第二，根据 SMART 原则（具体、可测量、可达成、相关、时限）设定明确的健康目标；第三，依据个体需求设计出涵盖饮食、运动、睡眠和压力管理等方面的详细行动方案；第四，通过有效的监控手段跟踪计划执行情况；第五，通过定期随访和数据反馈，不断优化调整，使新的健康行为成为长期习惯。

一、评估生活方式现状

评估生活方式现状是制订有效健康管理计划的基础。通过全面了解个体的饮食、锻炼、睡眠和压力管理等方面的现状，识别健康风险和不良习惯，为制订个性化的生活方式改变计划提供科学依据。这样的评估有助于预防慢性病的发生和进展，并提升整体健康水平。

（一）生活方式现状评估方法

为了制订有效的生活方式改变计划，首先需要全面了解当前的生活方式。评估当前生活方式的过程包括对饮食、锻炼、睡眠和压力管理等方面的检查和记录。

1. 饮食评估　记录一周内的饮食情况，关注食物的种类、数量、烹饪方法及用餐时间。可以通过填写饮食日志或使用饮食跟踪应用，详细记录每天的饮食情况。

2. 锻炼评估　记录日常身体活动的频率、强度和持续时间。包括日常的步行、跑步、游泳等运动形式，以及工作中的体力活动。

3. 睡眠评估　记录一周内的睡眠时间和质量。关注入睡时间、起床时间、夜间醒来次数及醒后感觉。

4. 压力管理评估　记录最近一段时间内的压力来源、应对方式及心理状态。可以通过写日记、填写压力问卷等方式进行记录。

（二）常见评估方法

为了系统化和量化评估当前生活方式，可以使用一些常用的评估工具和量表。这些工具不仅可以帮助我们详细记录日常行为，还能为后续的分析提供数据支持。

1. 24 小时饮食回顾　通过回忆和记录过去 24 小时内的所有食物和饮料摄入，评估饮食结构和营养摄入情况。这种方法简便易行，适合日常使用。

2. 食物频率　记录一段时间内（如一周或一个月）特定食物的摄入频率，帮助了解长期饮食习惯。

3. 身体活动记录　详细记录每天的身体活动情况，包括活动类型、持续时间和强度。可以使用纸质记录表或手机应用记录。

4. 国际体力活动问卷（IPAQ）　通过问卷形式评估个人的体力活动水平，适用于不同年龄和职业人群。

5. 匹兹堡睡眠质量指数（PSQI）　通过问卷评估过去一个月的睡眠质量，包括睡眠时间、入睡时间、夜间醒来次数等。

6. 压力感知量表（PSS）　评估个人对压力的感知程度，包括对生活事件的应对和心理压力水平。

（三）评估结果的解读

完成生活方式的评估后，需要对评估结果进行解读，从中识别出需要改变的方面。以下是一些常见的解读方法和注意事项。

1. 饮食评估解读　通过分析饮食记录，识别高糖、高脂肪、高盐的食物摄入过多的问题，建议增加蔬菜水果、全谷物和优质蛋白质的摄入。如果饮食结构不均衡，可能需要调整食物种类和比例。

2. 锻炼评估解读　根据身体活动记录，评估是否达到世界卫生组织推荐的每周至少 150 分钟中等强度有氧运动或 75 分钟高强度有氧运动的标准。如果锻炼频率和强度不足，需要增加运动量和运动的多样性。

3. 睡眠评估解读　通过分析睡眠记录，评估是否达到成人每晚 7～9 小时的睡眠时间标准。如果睡眠时间不足或质量差，可能需要调整作息时间，改善睡眠环境和习惯。

4. 压力管理评估解读 通过分析压力记录，识别主要压力来源和应对方式。如果长期处于高压力状态且应对不当，可能需要学习新的压力管理技巧，如冥想、深呼吸、运动等。

二、生活方式改变可行性目标及行动计划

成功改变生活方式并逆转慢性病的进程，首先要求制订切实可行的目标，然后设计出明确、操作性强的行动计划。制订目标和设计计划是一个系统工程，必须依据科学原则，确保目标具体、可量化、可达成、与健康需求密切相关且具有明确时间限制（即 SMART 原则）。同时，行动计划应覆盖饮食、运动、睡眠及压力管理等方面，并辅以行为改变策略和社会支持，形成全方位的健康干预体系。

（一）制订可行的目标

1. 确定目标的基本原则 采用 SMART 原则制订目标。具体目标要求明确描述预期行为；可测量目标提供量化指标以便追踪进展；可达成目标确保在现有条件下能够实现；相关目标与个人健康需求紧密结合；时限目标规定具体时间节点。例如，设定"每天摄入 3 份蔬菜，每份约 100g"比单纯要求"多吃蔬菜"更具操作性。

2. 短期与长期目标的平衡 短期目标是实现长期健康改善的阶梯，通常在数天到数周内完成，提供即时成就感，激励进一步努力；长期目标则反映健康管理的整体方向，如"一年内将血压控制在正常范围"，需要持续努力。短期目标与长期目标相互衔接，如控制盐摄入量（短期目标）为降低高血压风险（长期目标）提供支撑。

3. 个性化目标制订 目标设置必须考虑个体健康状况、生活习惯、兴趣爱好、时间管理及家庭和社会支持。针对高血压患者，目标可包括"每日盐摄入量控制在 5g 以内"及"每周进行至少三次中等强度运动"。对于糖尿病患者，则重点关注"控制碳水化合物摄入""每周步行 30 分钟"。个性化目标确保干预措施切实可行并能激发持续改进的动力。

（二）设计具体的行动计划

1. 健康饮食计划 饮食是生活方式改变的核心组成部分。

具体措施：每天确保摄入至少五份不同种类的蔬菜与水果；替换精制谷物为全谷物（如糙米、全麦面包、燕麦）；限制高糖、高脂食品，选用优质蛋白质来源（如鱼类、瘦肉、豆类和坚果）；控制食物分量和进餐时间，避免深夜进食。

实施方法：利用饮食日志和移动应用记录每日食物摄入，定期与营养师沟通，调

整食谱，确保营养均衡和适量的能量摄入。

2. 运动计划　运动干预有助于提高心肺功能、改善代谢及降低慢性病风险。

具体措施：每周进行至少 150 分钟中等强度的有氧运动，如快走、骑车、游泳；每周进行 2 次力量训练，覆盖主要肌群；每日进行柔韧性训练，如拉伸或瑜伽，保持关节灵活。

实施方法：根据个人体能和喜好制订个性化运动计划，利用智能穿戴设备记录运动数据，并定期调整运动强度与类型，确保运动计划长期坚持。

3. 睡眠与压力管理计划　充足的睡眠和有效的压力管理是健康生活的重要保障。

具体措施：确定固定的就寝和起床时间（如晚上 10：30 就寝，早上 6：00 起床），保证 7 ～ 9 小时的睡眠；创造安静、昏暗且适宜温湿度的睡眠环境；睡前建立放松仪式，如泡脚或听轻柔音乐，减少电子设备的使用。实施冥想、正念、深呼吸等练习，每次 15 ～ 30 分钟；参与瑜伽和太极等活动，缓解身体紧张；记录压力来源，定期评估心理状态，必要时寻求专业心理咨询。

实施方法：借助睡眠监测工具和压力评估量表，实时跟踪睡眠质量与压力水平，调整生活习惯以优化身心状态。

4. 行为改变策略与社会支持

（1）自我监控　利用日记、手机应用记录饮食、运动、睡眠和压力管理情况，形成自我反馈机制。

（2）奖励机制　设定阶段性小目标并给予适当奖励，增强内在动力。

（3）改善环境　改善居住和工作环境，储备健康食品，设置运动设施，营造有利于健康生活的氛围。

（4）社会支持　积极参与健康支持小组、家庭和朋友的监督，利用线上社区共享经验，获得持续激励和帮助。

制订可行的目标与设计具体的行动计划是生活方式改变的两大核心环节。通过科学、个性化的目标设定与详细的干预方案，个体能够逐步改善饮食、增加运动、改善睡眠和管理压力，从而降低慢性病风险。自我监控、奖励机制、环境改善及社会支持构成了全方位的行为改变策略，确保健康的生活方式成为长期稳定的习惯。

三、执行计划与进度监控

执行计划与进度监控的目的是确保生活方式改变计划的有效实施，通过识别执行过程中常见的挑战并提供应对策略，指导如何监控进度和定期评估，从而及时调整计划，增强自我管理能力，预防和管理慢性病，提高整体健康水平。

（一）执行过程中的挑战与应对

在执行生活方式改变计划时，许多人会遇到各种挑战。了解过程中常见的挑战并采取有效的应对策略，时间管理可以帮助我们更好地坚持计划。

1. 挑战　现代生活节奏快，工作和家庭责任繁重，人们常难以找到时间进行健康活动。

2. 应对策略　制定详细的时间表，将健康活动融入日常生活。例如，将锻炼安排在早晨或午休时间，利用碎片时间进行简短的运动。

（二）动力不足

1. 挑战　在长期的生活方式改变过程中，动力可能会逐渐减弱。

2. 应对策略　设定小目标并给予自己适当的奖励。与家人、朋友一起进行健康活动，互相激励，增强动力。定期回顾自己的进步，看到成就感。

（三）习惯改变的困难

1. 挑战　改变长期养成的不良习惯需要时间和毅力。

2. 应对策略　逐步改变，每次集中精力改变一个习惯。使用替代行为来取代不良习惯，例如，用低糖水果、坚果代替高糖零食。

（四）环境影响

1. 挑战　周围环境可能不支持健康的生活方式，例如，工作场所没有健康食品选择。

2. 应对策略　主动创造支持性的环境，例如，在家中储备健康食品，携带自制午餐，避免外界的诱惑。

（五）进度监控方法

为了确保生活方式改变计划的有效实施，定期监控进度是关键。以下是一些实用的进度监控方法。

1. 记录日记

（1）方法　每天记录饮食、锻炼、睡眠和压力管理的情况。可以使用笔记本或电子日记。

（2）优点　记录日记有助于了解自己的行为模式，识别问题并及时调整。

2. 使用手机应用

（1）方法　下载和使用健康管理应用，如薄荷健康、KEEP 等，跟踪饮食、锻炼和睡眠情况。

（2）优点　手机应用方便易用，能够提供数据分析和提醒功能，帮助用户维持健康习惯。

3. 定期自我评估

（1）方法　每周或每月进行自我评估，检查自己的进度，回顾目标达成情况。

（2）优点　定期自我评估有助于保持对计划的关注，发现并解决问题。

4. 寻求专业指导

（1）方法　定期与营养师、健身教练或医生进行沟通，获取专业的建议和支持。

（2）优点　专业指导能够提供个性化的建议，帮助其更好地调整和优化计划。

（六）定期评估与调整

生活方式改变计划需要不断评估和调整，以确保其有效性和持续性。以下是一些评估和调整的方法。

1. 定期评估的重要性　定期评估有助于了解计划的进展，识别是否达到了预期目标。通过评估，可以发现哪些方面需要改进，从而及时调整策略。

2. 如何进行评估

（1）健康指标监测　通过测量体重、血压、血糖等健康指标，评估身体状态的变化。

（2）行为回顾　回顾饮食、锻炼、睡眠和压力管理的记录，分析行为模式和效果。

（3）自我反思　反思自己在执行计划过程中的感受和困难，寻找改进的方法。

3. 根据评估结果调整计划

（1）调整目标　如果发现原定目标过高或过低，可以适当调整目标，使其更加现实和可行。

（2）优化策略　根据评估结果，优化执行策略。例如，如果某种锻炼方式效果不佳，可以尝试其他锻炼方式。

（3）增加支持　如果感到动力不足或遇到困难，可以寻求更多的社会支持，如加入健康支持小组，或寻求专业指导。

通过有效的进度监控和定期评估，读者可以及时发现问题并调整计划，从而更好地实现生活方式的改变，预防和管理慢性病。

四、保持长期不变的策略

保持长期改变的策略旨在帮助个人将新的健康行为固化为长期习惯，预防旧习惯的复发，并通过社会支持增强持续性。这一过程有助于巩固生活方式的积极改变，提高整体健康水平，长期预防和管理慢性病。

（一）维护行为改变

将新的生活方式固化为长期习惯是预防和管理慢性病的关键。以下是一些有效的策略。

1. 建立规律

（1）方法　设定固定的时间进行健康活动，如每天早晨锻炼，固定时间进餐和睡觉。

（2）优点　规律的生活有助于将健康行为转化为自动化的习惯，减少依赖意志力。

2. 持续学习

（1）方法　定期阅读健康相关的书籍和文章，参加健康讲座或课程。

（2）优点　不断更新健康知识，有助于保持兴趣和动力，适应新的科学发现和建议。

3. 自我奖励

（1）方法　设定小目标并在达成后给予自己奖励，如一次旅行、一件新衣服等。

（2）优点　奖励机制可以增强成就感，激励自己坚持下去。

4. 正向强化

（1）方法　关注和庆祝每一个进步，无论多么微小。

（2）优点　正向强化有助于建立积极的心理反馈回路，增强信心和动力。

（二）防止复发的技巧

在生活方式改变的过程中，旧习惯的复发是常见的挑战。以下是一些防止复发的技巧。

1. 识别和避免诱因

（1）方法　记录和分析哪些情境或情绪容易引发不良行为，如压力大时容易暴饮暴食。

（2）优点　识别诱因后，可以采取措施避免这些情境或改变应对方式。

2. 制订应急预案

（1）方法　为可能的复发情境制订具体的应对策略，例如，准备健康零食应对情绪性进食，安排替代活动应对社交压力。

（2）优点　有了应急预案，在面临诱惑时能够更加从容地应对，减少复发风险。

3. 保持警觉

（1）方法　定期反思和评估自己的行为，及时发现和纠正偏离的迹象。

（2）优点　警觉性有助于及时采取行动，防止小问题演变为大问题。

4. 心理调适

（1）方法　学习和使用一些心理调适技巧，如正念冥想、深呼吸等，缓解压力和焦虑。

（2）优点　良好的心理状态有助于更好地应对生活中的各种挑战，减少复发的可能性。

（三）寻求支持

社会支持在保持长期行为改变中起着重要作用。以下是一些建议。

1. 家庭支持

（1）方法　与家人分享自己的健康目标，争取他们的理解和支持，共同制订家庭健康计划。

（2）优点　家人的支持和鼓励能够提供情感上的慰藉和实际的帮助，增强坚持下去的动力。

2. 朋友支持

（1）方法　邀请朋友一起参加健康活动，如共同锻炼、烹饪健康的食物。

（2）优点　朋友的陪伴和参与可以增加活动的趣味性和互动性，可以互相监督和鼓励。

3. 专业支持

（1）方法　定期咨询医生、营养师、心理咨询师等专业人士，获取专业建议和指导。

（2）优点　专业支持能够提供科学的建议，帮助解决具体问题，提高行为改变的效果。

4. 支持小组

（1）方法　加入健康支持小组或在线社区，与志同道合的人分享经验和心得。

（2）优点　支持小组提供了一个互相支持的平台，可以获得他人的激励和经验分享。

第十四章　慢性病生活方式管理案例

通过实际案例展示生活方式改变的具体过程和效果，分析成功的原因，帮助理解和借鉴可行的策略和方法。总结经验教训，提供实用建议，激励群众积极行动，增强自我管理的信心和能力，提高主动健康的技能水平。

一、案例分享

（一）案例一：张先生的睡眠改善历程

45 岁的张先生事业有成，家庭美满，人人称羡的背后却有着自己说不出的烦恼，他害怕夜晚的降临。半年前由于工作原因，张先生需要频繁出差，再加上工作压力大等原因出现了睡眠障碍，刚开始只是入睡时间比以前延长，也没太在意，后来慢慢地变成辗转反侧三四个小时才能睡着，睡着后还特别容易醒，梦也很多，经常梦到让人感到紧张、焦虑的场景，有时候甚至整晚都睡不着，早上起床后也感到很疲惫，就像没有休息过一样。由于睡眠长时间没有改善，张先生逐渐出现了精神差、注意力不集中、工作效率低等问题，除此之外，身体也出现了各种各样的不适症状，如头晕、胸闷、心慌、胃口差……

由于睡眠越来越差已经影响到了工作和生活，张先生来到了医院临床心理科就诊。通过心理评估和脑电图等相关检查，发现张先生存在神经功能紊乱的问题，焦虑水平也偏高。针对该情况，医生为张先生设定了 SMART 目标：在 8 周内，通过生活方式干预等综合手段，将入睡时间缩短至 30 分钟以内，夜间醒来次数减少至 1 次以内，能够轻松再次入睡，显著缓解焦虑情绪，白天精神状态良好，工作效率提升 30%。围绕这一目标，重点聚焦于睡眠改善，制订了一套个性化的生活方式干预方案。

1. 健康睡眠

睡眠习惯的养成：着重培养良好的睡眠习惯。只有当有明显睡意时，才上床准备睡觉；若卧床 20 分钟后仍无法入睡，就果断起床离开卧室，去做一些简单、轻松的活动，如在客厅缓慢踱步、进行简单的拉伸动作等，待有了睡意再返回卧室。坚决不在床上做与睡眠无关的事情，像玩手机、看电视等，让大脑将床与睡眠建立起紧密的联系。

规律作息的坚持：无论前一晚何时入睡，都要保持固定的起床时间，以此强化生物钟。同时，严格避免日间小睡，防止打乱夜间正常的睡眠节律。

睡眠环境优化：致力于打造一个舒适的睡眠环境。保持卧室安静，可使用隔音窗帘或耳塞减少外界噪声干扰；营造黑暗的睡眠氛围，拉上遮光窗帘，关闭不必要的光源；将卧室温度调节到凉爽宜人的状态，一般 20～22℃较为合适。此外，挑选舒适的床垫和枕头，为身体提供良好的支撑，提升睡眠舒适度。

2. 情绪压力管理

正念冥想实践：开展为期 8 周的正念冥想练习，每天固定安排一段时间，静下心来专注于当下的感受和思维。例如，每天早晨起床后或晚上睡觉前，进行 15～20 分钟的冥想。通过这种方式，帮助张先生放松身心，有效减轻焦虑情绪。

情绪调节与释放：引导张先生学会准确识别和合理表达自己的情绪。当感到压力和焦虑时，鼓励他通过与家人朋友倾心交谈、写日记等方式，将内心的情绪释放出来，避免情绪长期积压，对睡眠造成不良影响。

3. 人际关系协调

家庭沟通强化：鼓励张先生加强与家人之间的沟通与互动，积极分享生活中的点滴，无论是开心事还是烦恼。每天晚餐后，安排 30 分钟作为家庭聊天时间，增进彼此的了解和情感交流，从家庭中获取强大的情感支持，缓解工作和生活带来的压力。

社交活动拓展：建议张先生适当参与各类社交活动，拓宽社交圈子，丰富生活体验。可以报名参加一些兴趣小组，如摄影俱乐部、读书小组等，或者积极参与社区组织的活动，结识更多新朋友，为生活增添乐趣，从而改善心理状态。

4. 健康饮食

饮食结构调整：注重饮食结构的优化，增加富含色氨酸食物的摄入，如牛奶、香蕉、燕麦等有助于促进褪黑素的分泌，对改善睡眠有益。减少辛辣、油腻、刺激性食物的摄入，特别是晚餐，以防止加重肠胃负担，进而干扰睡眠。

饮品摄入把控：严格控制饮品摄入，睡前 6 小时内坚决不饮用咖啡、茶等含有咖啡因的饮品，降低其对神经系统的兴奋作用。适量饮水，避免睡前大量饮水导致夜间频繁起夜，影响睡眠的连续性。

5. 科学运动

初期运动选择：考虑到张先生的身体状况，运动初期选择快走作为主要方式。每周进行 3～5 次，每次持续 30～45 分钟。运动过程中，保持适度强度，让心率适度增快，身体微微出汗即可。

后期强度进阶：随着身体逐渐适应和恢复，后期根据自身情况，逐步增加运动强度，可尝试慢跑、游泳等有氧运动，但务必确保运动强度在身体可承受的范围之内，避免过度运动造成身体疲劳，反而对睡眠产生负面影响。

张先生对干预方案高度配合，严格按照计划执行。在执行过程中，他定期进行自我评估和调整。仅仅2周后，睡眠质量就有了明显改善，入睡时间缩短至1小时左右，夜间醒来次数也有所减少，而且醒来后能够运用冥想的方法，让自己很快再次入睡。经过1个月的坚持，睡眠质量得到显著提升，白天精力充沛，工作效率也大幅提高。

如今，张先生的睡眠质量保持稳定，生活质量得到了显著提升。良好的生活方式已经深深融入他的日常生活，曾经困扰他的睡眠问题也已成为过去式。

（二）案例二：李某的2型糖尿病的逆转之路

李某，61岁男性，因"口渴多饮伴疲乏3年"前来就诊。3年前体检发现患有糖尿病，长期服用格列齐特等降糖药物，但血糖控制情况不详。当下，李某口渴明显、饮水较多，食欲旺盛，却伴有腰膝酸软、周身乏力，大便也偏干。体格检查显示，李某神志清楚，精神状况尚可。身高172cm，体重76kg，BMI为25.7kg/m²，无突眼，甲状腺大小正常，心率80次/分，心律齐且无杂音，双下肢无水肿。舌红苔少质干，脉弦滑。门诊糖化血红蛋白高达8.3%，初步诊断为2型糖尿病伴血糖控制不佳。

针对李某的病情，医生为其设定了SMART目标：在1年内，通过生活方式干预，使糖化血红蛋白降至6%以下，空腹血糖稳定在4.4～6.1mmol/L，餐后2小时血糖控制在7.8mmol/L以下，体重减轻8～10kg，最终摆脱对降糖药物的依赖，恢复正常生活状态。围绕这一目标，着重从饮食结构、肌肉量、睡眠等方面展开生活方式干预。

1. 饮食结构调整

控制总热量：根据李某的体重、活动量等，计算出每日所需热量，确保摄入与消耗平衡，以减轻体重、控制血糖。一般而言，每天总热量控制在1500～1700kcal。

调整饮食比例：增加蔬菜摄入，多吃苦苣、芹菜、苦瓜、鱼腥草、白萝卜、海带等，这些蔬菜富含膳食纤维，可延缓碳水化合物的吸收，稳定血糖。主食粗细搭配，减少精制米面，增加粗粮比例。蛋白质选择优质蛋白，如瘦肉、鱼类、豆类等。

合理安排饮食时间：定时定量进餐，早餐在7～8点，午餐12～13点，晚餐18～19点。避免睡前加餐，以减少血糖波动。

水果摄入：血糖控制良好后，可在两餐之间适量进食白心火龙果、荸荠、雪梨、西瓜等升糖指数较低的水果。

饮品选择：多饮用绿茶、苦丁茶、绿豆水等，避免饮用含糖饮料。

2. 增加肌肉量

初期运动选择：鉴于李某的身体状况，初期选择较为温和的运动，如快走。每周进行 4～5 次，每次 30～40 分钟，保持适度强度，使身体微微出汗、心率适度加快。

进阶运动：随着身体适应，逐渐增加运动强度，加入慢跑、太极拳等运动。慢跑每周 3～4 次，每次 30 分钟左右；太极拳每天练习 1 次，每次 40～50 分钟。后期可尝试简单力量训练，如使用哑铃进行手臂力量练习、靠墙深蹲等，增加肌肉量，提高基础代谢率，增强身体对血糖的利用能力。

3. 睡眠管理

规律作息：养成固定的作息时间，每天尽量在 22 点前上床睡觉，早上 6～7 点起床，保证 7～8 小时的高质量睡眠。规律的作息有助于维持身体内分泌稳定，利于血糖调节。

营造睡眠环境：保持卧室安静、黑暗、凉爽，温度控制在 20～22℃，选择舒适的床垫和枕头，提高睡眠舒适度。

睡前注意事项：睡前 1 小时避免使用电子设备，可通过阅读、听轻音乐等方式放松身心。避免睡前剧烈运动和饮用咖啡、浓茶等刺激性饮品。

在生活方式干预初期，医生调整降糖药物为二甲双胍联合利拉鲁肽注射，同时给予中药汤剂清泄胃热、益气滋阴补肾，并叮嘱李某细嚼慢咽、清淡饮食，在家中定期监测血糖。1 个月后复诊，李某口渴、食欲旺盛的症状减轻，体力有所好转，腰酸改善，大便变得规律成形，每日 1 次。3 个月后复诊，他精神状态良好，体力恢复如常，面色改善，口渴、食欲旺盛等症状不明显，化验空腹血糖 5.8mmol/L，餐后血糖 7.7mmol/L，糖化血红蛋白 6.1%。随着李某生活方式的持续改善，血糖逐渐稳定，药物剂量也逐步减少。经过近 1 年的坚持，李某成功减重 9kg，各项血糖指标均达到目标，且摆脱了对降糖药物的依赖。

后续 3 年随访，李某病情稳定，一直保持着健康的生活方式，身体状况良好，生活质量显著提高。这一案例充分说明，合理的生活方式干预对 2 型糖尿病的治疗和康复具有关键作用。

（三）案例三：朱某的 2 型糖尿病改善历程

朱某，44 岁女性，因"口干口苦 12 年，肢体麻木、视物模糊 1 年余"前来就诊。她确诊"2 型糖尿病"已有 12 年，长期服用瑞格列奈片降糖，3 年前因血糖控制不理想加用甘精胰岛素，目前日用量为30单位，但血糖控制仍不尽如人意，糖化血红蛋白为8.1%。就诊时，朱某口渴想喝水，口苦咽干，双眼视物模糊，双下肢小腿以下部位有对称性麻木，夜间疼痛，四肢末端冰凉，还伴有心烦失眠、头晕目眩，大便数日一行。她自诉病情严重影响正常工作和生活，痛苦万分，情绪极度悲观，进食和睡眠毫无规律。体格检查显示，朱某神志清醒，但精神状态较差。无突眼，甲状腺不大，身高156cm，体重51kg，BMI为21.0kg/m²。双肺呼吸音清晰，心率76次/分，心律齐且无杂音，四肢末梢感觉正常，病理反射未引出。舌质暗红，苔腻略黄，脉象细弦。综合检查与临床表现，初步诊断为糖尿病周围神经病变、糖尿病视网膜病变，中医辨证为肝郁化热、肝肾阴虚、络脉血瘀。

针对朱某的情况，医生为其设定了SMART目标：在6个月内，通过中西医结合及生活方式干预，将糖化血红蛋白降至7%以下，空腹血糖稳定在4.4～7.0mmol/L，餐后2小时血糖控制在7.8mmol/L以下，减少胰岛素日用量至20单位以下，缓解口苦、肢体麻木等症状，改善睡眠质量，提高生活自理能力和精神状态。围绕这一目标，展开了以生活方式干预为主、中西医结合的综合方案。

1. 中药调理　开具以清热解郁安神、滋补肝肾、活血通络为功效的中药处方。每日一剂，分早晚两次服用。通过中药调理身体内环境，改善气血运行，辅助血糖控制和缓解并发症症状。同时，定期根据身体反应调整中药配方。

2. 饮食结构调整

规律进餐定时定量：每天固定用餐时间，一日三餐合理分配热量。早餐25%～30%，午餐30%～40%，晚餐20%～30%。避免不吃早餐或晚餐吃得过晚、过量，防止血糖波动。

优化饮食结构：增加膳食纤维的摄入，多吃蔬菜（如菠菜、西蓝花、芹菜等）、全谷物（如燕麦、糙米、全麦面包）。适量摄入优质蛋白质，如瘦肉、鱼类、豆类、蛋类。选择欧米伽3、9油脂，减少动物油和油炸食品的摄入。严格限制高糖食物的摄入，如糖果、甜饮料等。

食疗茶饮辅助：日常可饮用玫瑰花、月季花、梅花、菊花、枸杞子、决明子、薄荷等泡制的茶水，有助于调节身体机能，辅助降糖。

3. 增加肌肉含量

制订运动计划：根据朱某的身体状况，初期选择温和的运动方式，如散步，每天30分钟，每周5天。随着身体的适应，逐渐加入太极拳、八段锦等运动，每周进行3～4次，每次30～45分钟。后期可尝试简单的力量训练，如使用哑铃进行手臂力量练习、靠墙深蹲等，增加肌肉量，提高基础代谢率，增强身体对血糖的利用能力。

运动注意事项：运动前后监测血糖，避免在血糖过高（大于 16.7mmol/L）或过低（小于 3.9mmol/L）时运动。运动中注意补充水分，穿着舒适的运动装备，防止受伤。

4. 睡眠管理

规律作息时间：每天尽量在相同时间上床睡觉和起床，晚上 10 点半左右上床，早上 6 点半左右起床，保证 7 ～ 8 小时的睡眠时间。避免熬夜，养成良好的生物钟。

改善睡眠环境：保持卧室安静、黑暗、凉爽，温度控制在 20 ～ 22℃。选择舒适的床垫和枕头，营造有助于入睡的氛围。睡前避免使用电子设备，可通过听轻音乐、泡热水澡等方式放松身心，促进睡眠。

睡眠习惯养成：建立良好的睡眠习惯，如睡前避免剧烈运动，不喝咖啡和浓茶。如果 20 分钟内无法入睡，可起床做些放松活动，等有睡意再回床上。

在生活方式干预的同时，医生调整了胰岛素及口服药方案，改基础胰岛素为预混胰岛素，联合二甲双胍、磷酸西格列汀片，并加用改善微循环、营养神经等药物。同时对朱某进行情绪疏导，建议她接纳病情，积极面对，并前往心理科就诊。1 周后复诊，朱某大便较之前通畅。1 个月后，血糖得到较好控制，空腹血糖 6 ～ 8mmol/L，餐后 2 小时血糖 7 ～ 11mmol/L，口苦、眼花、肢体麻痛等症状明显好转，睡眠情况改善，精神状态良好。3 个月后，朱某已重归职场，生活基本规律，增加了运动锻炼，胰岛素每日总量减至 20 单位以下。朱某坚持中西医结合治疗 2 年余，不仅实现了各项健康指标的改善，减少了药物依赖，生活质量也显著提高。个人精神状态明显改善，如今已离开原岗位，开启自主创业的新生活。

（四）案例四：昊昊的健康转变之路

14 岁的昊昊在体检中收到了医生严肃的"警告"。彼时身高 173cm 的他，体重高达 105kg，从胰岛素等指标判断，身为初中生的他已然成为"准糖尿病患者"，减肥迫在眉睫。这次体检让父母深刻认识到问题的严重性。昊昊自幼受家人宠爱，胃口极佳，想吃什么就能吃什么。小时候比同龄人胖些，家人觉得孩子处于发育期，胖点可爱，便没太在意体重。到了小学，与同学的身形差异愈发明显。此前家人虽尝试帮他减肥，如节食、督促运动，尝试网上或朋友推荐的"快速瘦身法"，但都未能阻止体重上升。因身材肥胖，昊昊常遭嘲笑，变得自卑寡言，还因大腿粗，双腿内侧频繁摩擦致皮肤破损。来到医院营养门诊时，昊昊腰围达 111cm（成年男性正常腰围应在 85cm 以下），体重超 105kg，颈部出现黑棘皮病，整个人毫无活力。临床营养师经详细询问病史及人体成分检测（包含脂肪、肌肉、内脏脂肪、基础代谢率等指标）后，判断病因与遗传关联不大，并为昊昊设定了 SMART 目标：在 5 个月内，通过合理的生活方式干预，将体重减至 85kg，腰围减少 15cm 以上，体脂率降低至正常范围，改善胰岛素等身体指标，养成健康的生活习惯，提升身体素质和自信心。围绕这一目标，制定了针对未成年人的详细的生活方式干预方案。

1. 饮食干预

控制能量摄入：采取限能量平衡膳食，每日总能量设定在 1900 ～ 2100kcal。合理分配三大营养素供能比，蛋白质占 20%，脂肪占 25%，碳水化合物占 55%。引导昊昊远离高热量、高脂肪、高糖的垃圾食品，如油炸零食、甜品、碳酸饮料等。

规律进餐：帮助昊昊养成规律的饮食习惯，定时定量进食，一日三餐合理安排。早餐要营养丰富，包含蛋白质、碳水化合物和维生素；午餐适量摄入主食、肉类和蔬菜；晚餐避免过饱，多吃蔬菜和易消化的食物。

培养健康饮食习惯：纠正昊昊吃饭过快、暴饮暴食等不良习惯，教导他细嚼慢咽，这样有助于更好地感受饱腹感，防止进食过量。

2. 运动干预

多样化运动选择：建议昊昊每天进行 60 分钟户外运动。考虑到他的身体状况和兴趣，选择快走、慢跑、球类运动（如篮球、羽毛球）等适合未成年人的运动项目。这些运动既能提高心肺功能，又能增强肌肉力量，消耗多余热量。

循序渐进地增加强度：运动初期，以轻松的快走为主，逐渐过渡到慢跑和球类运动。随着身体适应能力增强，适当增加运动强度和时间，但要避免过度疲劳和运动损伤。例如，开始时快走速度可保持在每分钟 100 ～ 110 步，每周进行 3 ～ 4 次，每次 30 分钟左右；之后逐渐增加到慢跑，速度根据自身情况调整，每周运动 5 ～ 6 次，每次 40 ～ 60 分钟。

培养运动兴趣：鼓励昊昊参加学校的体育社团或与同学一起运动，增加运动的趣味性和互动性，帮助他养成长期运动的习惯。

在干预过程中，临床营养师、昊昊及家长齐心协力。家长每日认真记录昊昊的饮食和运动情况并打卡，累计打卡图片近 400 张。营养师每次根据打卡情况给予专业指导与建议。经过 4 个多月的坚持，昊昊成功达成目标，体重下降到 85kg，腰围减少近 20cm，各项身体指标恢复正常。如今，养成良好生活习惯的昊昊体重未反弹，性格变得开朗。上体育课时，1500m 跑步不再垫底，不仅收获了健康，还重拾了自信，全家人都为此感到高兴。

（五）案例五：小金的蜕变之旅

25 岁的小金，自幼便饱受肥胖困扰。多年来，她多次尝试减肥，却始终未能成功。在相亲过程中，也总是因为身材肥胖，与对方只见了一面便再无后续，这让小金逐渐开始自暴自弃，体重一路攀升至 99kg。后来，小金来到医院生活方式医学门诊寻求帮助。一系列针对性检查后发现，她的身体状况不容乐观。代谢状态极差，存在肥胖、脂肪肝、肝功能异常、高血脂、高胰岛素血症等问题，还被诊断患有多囊卵巢综合征。她的胰岛素值高达 43.1mU/L，远远超出正常值，若不加以控制，患糖尿病的风险极高。同时，血清 25-羟基维生素 D 水平大幅下降。人体成分分析显示，她的体脂率竟高达 42%。

针对小金的情况，生活方式医学团队为她设定了 SMART 目标：在 1 年内，通过合理的饮食和规律的运动，将体重降低至少 30kg，体脂率降低至 30% 以内，使胰岛素水平恢复到正常范围（2.6 ～ 24.9mU/L），血清 25-羟维生素 D 水平提升至 30ng/mL 以上，改善多囊卵巢综合征症状，让各项代谢指标趋于正常，实现健康减脂并提升整体健康水平。围绕这一目标，团队为她制订了详细的生活方式干预方案。

1. 饮食干预　采取高蛋白低碳水膳食，严格控制每日总能量在 1500 ～ 1700kcal。合理分配三大营养素供能比，蛋白质占 25% ～ 30%，脂肪占 30% ～ 35%，碳水化合物占 40%。为保证营养均衡，小金每天需口服多维元素片和维生素 D_3。在日常饮食中，增加富含优质蛋白的食物，如鸡胸肉、鱼虾、豆类等，减少精制谷物和高糖食品的摄入。同时，遵循定时定量进餐原则，避免暴饮暴食。

2. 运动干预　考虑到小金的身体状况，建议从轻松的有氧操开始运动，以此保持代谢状态。每周坚持运动 5 ～ 7 次，每次 30 分钟。随着身体适应能力的增强，逐渐增加运动强度和多样性，如加入慢跑、跳绳等运动项目。运动过程中，注重运动的规范性，避免因姿势不当造成运动损伤。

小金展现出了极强的配合度与自律性，严格执行干预方案。她每个月都会准时前往医院复查，根据复查结果和医生建议，不断调整生活方式。经过 1 年坚持不懈的努力，小金成功减重 34kg，顺利达成体重目标。胰岛素水平降至正常范围，25-羟维生素 D 水平从 18.9ng/mL 显著提升到 50.80ng/mL，超出预期目标。其他各项代谢指标也逐渐趋于正常，多囊卵巢综合征得到明显改善。如今的小金，可谓脱胎换骨，外貌变得更加美丽自信，身体也恢复了健康。更为可贵的是，她养成了良好的生活方式，9 个多月来体重一直保持稳定，没有出现明显反弹。小金用自己的实际行动，诠释了健康生活方式带来的巨大改变。

（六）案例六：李女士中风恢复期的生活方式干预历程

李女士，68 岁，正处于中风恢复期。患病后的她，身体状况不容乐观，左上肢无法抬举，左手丧失抓握能力，左下肢软弱无力，连坐起都需要家人协助，更无法独自站立和行走，日常生活完全依赖他人照料。面对这一情况，李女士在家人的陪伴下来到康复医学科。在这里，医生为她制订了符合 SMART 原则的康复目标：在半年内，显著提高左侧肢体肌肉力量，有效改善肌肉萎缩状况，预防关节僵硬，实现自主坐起，能够在他人搀扶下短距离缓慢平地步行，使日常生活达到部分自理。为实现这一目标，医生在详细的运动锻炼前评估后，为李女士制定了中西医结合的个体化运动康复方案，重点突出生活方式干预对中风恢复期的积极作用。

运动锻炼前评估显示，李女士的体温、血压、心率、呼吸频率、血糖等指标相对平稳，但左侧肢体肌肉力量严重下降，伴有肌肉萎缩，躯体核心力量薄弱，平衡功能欠佳。基于评估结果，康复方案如下。

1. 中医辅助康复 定期进行针灸、推拿等中医理疗，刺激穴位，促进血液循环，疏通经络，辅助肢体恢复，每周 2 ～ 3 次，每次 30 ～ 40 分钟。

2. 西医运动康复

床上翻身训练：双手十指交叉，上肢伸展做上举、伸向侧方练习。翻身时，交叉双手伸向翻身侧，头抬起转向同方向，带动躯干翻转至侧卧位后返回仰卧位，再换另一侧。一组 10 ～ 15 次，每天 2 ～ 3 组，组间休息 1 ～ 3 分钟，以此增强躯干控制能力。

桥式运动：仰卧位，双上肢放身体两侧，双腿屈曲踏床，缓慢抬臀并坚持后放下。进阶为单桥式运动，悬空健腿，仅用患腿踏床抬臀。一组 10 次，每次 5 ～ 10 分钟，每天 2 ～ 3 组，逐步提升臀部及下肢力量。

平衡训练：无支撑下在椅子上静坐，髋、膝、踝屈曲 90°，双足分开一脚宽，双手放在膝上。调整至中间位后，尝试保持该姿势，慢慢倒向一侧再回到原位。自动态训练时，双手交叉或用健侧上肢向不同方向伸展，直至受外力推拉时仍能保持平衡。

耐力训练：坐位持续时间每次增加 5 ～ 10 分钟，开始每日 2 次，稳定后增至每日 3 ～ 4 次，提升坐位耐力。

站位训练：站立后上肢自然下垂，逐渐去除支撑，保持站立。能独立静态站立后，将重心移向患侧训练持重能力，再通过移动重心进行自动态平衡训练，直至受外力推拉时仍能保持平衡。站立时间每次增加 5 ～ 10 分钟，初期每日 1 ～ 2 次，稳定后每日 3 ～ 4 次。

步行训练：达到自动态站位平衡且患腿持重超过体重一半并能迈步时，进行平地步行训练。初期少量多次，避免疲劳和足内翻，每次运动 20 ～ 40 分钟，每周 3 ～ 5 次。

上肢及手功能训练：利用滚筒、滑行板等训练上肢粗大运动；通过系鞋带、剪纸等锻炼双手协同操作；用书写、拾物等训练患手精细动作。同时进行日常生活活动能力训练，借助残存功能和辅助器具完成个人卫生、吃饭等活动，以实现生活自理。

李女士积极配合，近半年来坚持不懈地进行康复训练。最终，她左侧肢体肌肉力量显著提高，肌肉萎缩明显好转，关节活动度良好。她不仅能够自主坐起，还能在平地上短距离缓慢步行，日常生活基本实现自理，超出了最初设定的康复目标，为中风恢复期的康复治疗提供了成功范例。

二、经验总结

从以上案例中，可以总结出以下经验和教训。

1. 设定 SMART 目标的重要性　具体、可测量、可达成、相关和有时限的目标能够提供清晰的方向和动力，帮助个人更好地坚持下去。

2. 全面评估和个性化计划　详细的生活方式评估和个性化的改变计划是成功的基础。根据个人的健康状况、兴趣和生活习惯量身定制的计划更容易坚持。

3. 有效的行为改变策略　自我监控、奖励机制和社会支持等策略能够增强行为改变的效果。记录进度、设定小目标和寻求支持是保持动力和克服困难的重要手段。

4. 定期评估与调整　生活方式改变是一个持续的过程，需要定期评估和调整。通过健康检查和自我评估，可以及时发现问题并优化策略，确保长期效果。

5. 社会支持的力量　家人、朋友和专业人士的支持在生活方式改变中起着重要作用。共同参与和鼓励能够增强坚持的动力，提高成功的可能性。

通过分享成功案例和总结经验教训，可以从他人的经历中获得启发，掌握实用的技巧和方法，更加自信地应对生活方式的改变，迈向健康的生活。

主要参考文献

［1］安若鹏，何莉，沈晶．饮食环境对中国居民饮食行为及肥胖的影响［J］．中华流行病学杂志，2019，40（10）：1296-1303．

［2］曹淦翔，陈雨萌，冯浩，等．我国中老年人大气 $PM_{2.5}$ 长期暴露与肝脏疾病发病关系的前瞻性队列研究［J］．环境卫生学杂志，2023，13（3）：162-169．

［3］蔡嘉旖，张文丽．人群暴露环境镉污染与健康危害的流行病学研究进展［J］．环境卫生学杂志，2019，9（6）：621-627．

［4］陈荣昌，刘又宁，钟南山．呼吸病学［M］．3版．北京：人民卫生出版社，2022．

［5］陈卫红，龙品品，余林玲，等．我国室内外空气污染所致主要慢性疾病的死亡和疾病负担研究进展［J］．中华流行病学杂志，2023，44（5）：699-704．

［6］陈香美，董哲毅，倪慧明．黄芪主要活性成分对糖尿病肾病的疗效机制研究进展［J］．解放军医学杂志，2021，46（3）：294-299．

［7］代培，刘铜华，谢培凤，等．2型糖尿病患者中医证型的分布特点及主要证型中患者体重指数与兼证的相关性［J］．中医杂志，2021，62（15）：1338-1342．

［8］董航，黄琳，杨斯茹，等．挥发性有机化合物与人群卒中死亡风险的关联研究［J］．中华流行病学杂志，2023，44（8）：1216-1223．

［9］董继开，王爱萍．论《调疾饮食辩》的中医食疗学成就［J］．中国中医基础医学杂志，2004，10（8）：618．

［10］范增慧，马锋锋．糖尿病肾病中医病因病机研究进展［J］．中国中医基础医学杂志，2022，28（8）：1373-1377．

［11］葛龙，王慧琳，张淳，等．气候变化背景下全球常见癌症环境影响因素范围研究进展［J］．环境卫生学杂志，2023，13（7）：549-558．

［12］韩燕，杨月嫦，周扬，等．超重／肥胖与中医体质相关性的横断面研究［J］．上海中医药杂志，2022，56（10）：24-28．

［13］郝学军，朱烨，周海珠．城市街谷热岛效应研究进展［J］．科学技术与工程，2024，24（16）：6576-6591．

［14］胡婕．从健康营养卫生的角度浅析一般人群膳食指南［J］．食品安全导刊，2024，（4）：123-126．

［15］胡真，李光英．医学心理学［M］．3版．北京：人民卫生出版社，2021．

［16］黄富林，李辉，赵燕，等．中国居民2000—2019年因饮酒导致死亡及寿命年损失情况［J］．中国公共卫生，2021，37（10）：1489-1494．

［17］蒋力生.《千金方》食疗研究［J］.江西中医学院学报，2005，17（5）：16-20.

［18］蒋义国，刘宇飞.环境有害暴露致肺癌的遗传学及表观遗传学机制研究进展［J］.兰州大学学报（医学版），2023，49（7）：1-7.

［19］李纪宾，邹小农.全球癌症流行现状及环境致癌因素解析［J］.环境卫生学杂志，2023，13（11）：795-803.

［20］李茂婷，张梦妮，职心乐，等.1990—2019年中国动脉粥样硬化心血管病疾病负担变化及其危险因素分析［J］.中华流行病学杂志，2021，42（10）：1797-1803.

［21］李希民.论中医食疗的"三因"制宜［J］.河南中医药学刊，1999，14（6）：2-3.

［22］李哲，于石成，赵伟，等.城市环境暴露状态与心血管疾病危险因素水平及聚集的关系［J］.中国慢性病预防与控制，2020，28（6）：406-412.

［23］刘佳，魏述宁，闫飞，等.我国北方地区成人急性白血病发病的生活及环境危险因素分析［J］.解放军医学院学报，2021，42（5）：488-493.

［24］刘敏，林潼.中医药治疗单纯性肥胖的研究［J］.中国中医基础医学杂志，2021，27（6）：1036-1040.

［25］刘宇飞，蒋义国.环境有害暴露致肺癌的遗传学及表观遗传学机制研究进展［J］.兰州大学学报（医学版），2023，49（7）：1-7.

［26］骆雷鸣，任金霞.饮酒对心血管系统影响的双向效应争论中的共识与分歧［J］.中国全科医学，2022，25（30）：3747.

［27］马锋锋，范增慧.糖尿病肾病中医病因病机研究进展［J］.中国中医基础医学杂志，2022，28（8）：1373-1377.

［28］孟令杰，徐佳，朱燕波，等.不同肥胖表型者中医体质特点分析研究［J］.中国全科医学，2020，23（2）：221-226.

［29］任金霞，骆雷鸣.饮酒对心血管系统影响的双向效应争论中的共识与分歧［J］.中国全科医学，2022，25（30）：37-47.

［30］山东中医学院.黄帝内经素问校释［M］.北京：人民卫生出版社，2009.

［31］沈静，王平飞，魏华生，等.慢性阻塞性肺病的环境危险因素及相关机制［J］.临床医学进展，2024，14（10）：439-445.

［32］孙思邈.备急千金要方［M］.北京：人民卫生出版社，1955.

［33］孙晓生.孙思邈食养食疗理论与实践集要［J］.新中医，2011，43（4）：120-122.

［34］苏晓鹏，张潞潞，朱玲慧，等.肥胖与中医体质相关研究进展［J］.世界中医药，2022，17（17）：2512-2516，2523.

［35］唐孝友，王佳佳，张舒羽.紫外线辐射影响机体多器官功能的新进展［J］.国际放射医学核医学杂志，2024，48（7）：462-467.

［36］万红，闫诏，燕树勋，等.穴位埋线治疗胃热湿阻型单纯性肥胖：随机对照研究［J］.中国针灸，2022，42（2）：137-142.

［37］王民生.中医食疗营养学古医籍简介《黄帝内经》（五）-辨证施膳［J］.中国食品，1997，（5）：1.

［38］王麦秋.环境空气污染的长期暴露与全基因组 DNA 甲基化的关联研究［D］.杭州：浙江大学，2020.

［39］王晓玲，王永平.论孙思邈的饮食疗法思想［J］.东方美食（学术版），2003，（1）：43-48.

［40］许洁，杨静，俞捷.环境内分泌干扰物暴露与代谢综合征发病风险间关联及可能机制的研究进展［J］.环境与职业医学，2016，33（8）：791-794.

［41］许宁，叶秀.被动吸烟与非吸烟女性肺癌关系队列研究的 Meta 分析［J］.环境卫生学杂志，2022，12（6）：428-435，442.

［42］余林玲，陈卫红，龙品品，等.我国室内外空气污染所致主要慢性疾病的死亡和疾病负担研究进展［J］.中华流行病学杂志，2023，44（5）：699-704.

［43］张伟.环境因素是慢性病发生最主要的可预防性病因［J］.慢性病学杂志，2010，12（10）：1171-1172.

［44］周仲瑛.中医内科学［M］.北京：中国中医药出版社，2003.

［45］Alcântara P, Ruivo JA. Hipertensão arterial e exercício físico［Hypertension and exercise］［J］. Revista Portuguesa de Cardiologia，2012，31（2）：151-158.

［46］Ammari T, Khamis RY, Mikhail GW. Gender differences in coronary heart disease［J］.Heart（British Cardiac Society），2016，102（14）：1142-1149.

［47］Ambrose JA, Barua RS.The pathophysiology of cigarette smoking and cardiovascular disease：an update［J］.Journal of the American College of Cardiology，2004，43（10）：1731-1737.

［48］Anthony S, Peter R, Rose A.Diabetes：coronary heart disease equivalent?［J］.Current Opinion in Lipidology，2012，23（1）：80-81.

［49］Bochud M, Burnier M, Wuerzner G.Salt, blood pressure and cardiovascular risk：what is the most adequate preventive strategy? A Swiss perspective［J］.Frontiers in Physiology，2015，6：227.

［50］Blankstein R, Daly R.Screening for atherosclerosis among low risk individuals with family history of coronary heart disease［J］. Journal of Cardiovascular Computed Tomography，2020，14（2）：203-205.

［51］Blumenthal RS, McEvoy JW, Michos ED.Lipid Management for the Prevention of Atherosclerotic Cardiovascular Disease［J］. The New England Journal of Medicine，2019，381（16）：1557-1567.

［52］Chan KH, Wright N, Xiao D, et al.Tobacco smoking and risks of more than 470 diseases in China：a prospective cohort study［J］. The Lancet Public Health，2022，7（12）：e1014-e1026.

［53］Charvat H, Rumgay H, Shield K, et al.Global burden of cancer in 2020 attributable to alcohol consumption：a population-based study［J］. The Lancet Oncology，2021，22（8）：1071-1080.

［54］Friedenreich C, Katzmarzyk PT, Shiroma EJ, et al.Physical inactivity and non-communicable disease burden in low-income, middle-income and high-income countries［J］. British Journal of Sports Medicine，2022，56（2）：101-106.

［55］Im PK, Wright N, Yang L, et al.Alcohol consumption and risks of more than 200 diseases in Chinese men［J］. Nature Medicine，2023，29（6）：1476-1486.

［56］Kjartansson O，Sveinsson OA，Valdimarsson EM.Heilablóðþurrð/heiladrep：Faraldsfræði，orsakirog einkenni［Cerebral ischemia/infarction – epidemiology，causes and symptoms］［J］. Laeknabladid，2014，100（5）：271-279.

［57］Ling SH，van Eeden SF.Particulate matter air pollution exposure：role in the development and exacerbation of chronic obstructive pulmonary disease［J］. International Journal of Chronic Obstructive Pulmonary Disease，2009：233-243.

［58］Ng R，Sutradhar R，Yao Z，et al.Smoking，drinking，diet and physical activity—modifiable lifestyle risk factors and their associations with age to first chronic disease［J］. International Journal of Epidemiology，2020，49（1）：113-130.

［59］Roerecke M. Alcohol's impact on the cardiovascular system［J］. Nutrients，2021，13（10）：3419.

［60］Windler E，Zyriax BC. Lifestyle changes to prevent cardio- and cerebrovascular disease at midlife：A systematic review［J］. Maturitas，2023，167：60-65.